中公新書 2833

乾　敏　郎
門脇加江子 著

脳の本質

いかにしてヒトは知性を獲得するか

中央公論新社刊

まえがき

　脳は実に不思議な器官です。私たちは美しい景色を見ることも、さまざまな思い出を想起することもできます。細胞の集合体に過ぎない脳で、どのようにして多彩な高次機能——言語や記憶をあやつり、知性を発達させること——が生じるのか。これこそが、脳研究に関する単純かつもっとも根源的な疑問であり、筆者が脳を研究するモチベーションです。

　脳に関してはたくさんの書物があり、個々の脳機能を詳細にわかりやすく説明したものも数多く出版されています。しかし、先の疑問に答えられる入門書はわずかかもしれません。なぜ細胞の集まりがさまざまな精神活動を生み出せるのかという疑問に対して、また精神疾患や神経発達症（発達障害）はなぜ生じるのかという疑問についても、統一的に説明できる原理を用いて、一般の読者にもできる限りわかりやすく解説したいと思ったのが、本書を書くきっかけでした。

脳機能を考える上でまず筆者が着目する点は、私たちがこの世界に存在できているという事実です。第1章では、脳の本質を考える上で重要な科学的概念、その歴史的背景を紹介します。その上でこれらの概念を基礎に、ダイナミックに変化する環境にありながら、私たちが存在し続けるために最低限必要とされるものが何であるかを考えます。

第2章と第3章では、脳が五感を通して外側の環境を正しく捉え、並行して、内側の身体を認識するプロセスに注目します。そして、どのようにして自我が芽生え、豊かな感情が湧きおこるのかについて考えます。第4章では、人間が持つ基本機能がどのように発達するのかに焦点を当て、あわせて一部の神経発達症に関するメカニズムを紹介します。

人間には他の動物とは比較にならないほどの洞察力や想像力があります。第5章から第7章では、脳の学習から記憶（過去を考える）、意思決定（未来を考える）、言語コミュニケーション、意識の由来まで、人間が持つ高度な知性がいかにして実現されるかを考察します。最後に、脳の本質の見取り図を描き、人間の脳との対比で今後のＡＩ（人工知能）に必要な機能を明らかにします。

乾は、認知神経科学者として、脳の発達原理、脳の言語的・非言語的コミュニケーション機能を専門に研究してきました。門脇は、予防医療、心理臨床領域に身をおき、精神疾患の予防行動に関する分析を行っています。脳の高次機能という根源的なテーマを解明するべく、本書は研究分野をまたいで、二人の筆者がすべての章を一緒に執筆しました。

神経や脳機能に関する理論的な研究は、1940年代から積み上げられていましたが、今世紀に入りそれが人工知能（AI）研究と融合したことにより、理論化は飛躍的に進みました。この結果、私たちが日頃利用している音声認識や機械翻訳、あるいは対話型AIといった技術が可能となりました。一昔前には人間にしかできないと思われていたさまざまなことが、機械学習の進歩により実用化されています。

おりしも、第7章で紹介するヒントンが、理論脳科学において連想記憶の研究を進めたホップフィールドとともに2024年秋、ノーベル物理学賞を受賞しました。今のところまだ、人間が持つ多様で高度な精神活動にとって代わるほどの技術は見られませんが、今後はますます機械との対話が進み、まもなく人とロボットが共存する日が訪れるでしょう。

長い年月をかけて絶え間なく進化を遂げてきた人間の脳、本書では奥深いその本質を探求します。人間を人間たらしめている脳を読み解くことで、読者の皆さんにとって、人間とはそもそも何であるかを考えるきっかけになれば幸いです。

目次

凡　例

・本書では読みやすさを考慮して、引用文中の漢字は原則として新字体を使用し、歴史的仮名遣いは現代のものに、また一部の漢字を平仮名に改めた。読点やルビも追加した。
・引用中の〔　〕は著者による補足である。

脳の本質

いかにしてヒトは知性を獲得するか

第1章　脳の本質に向けて

脳科学の祖ヘルムホルツ

大昔の人々は、脳はどのようなものだと想像しただろう。胃や肺や心臓ならば体表から動きを感じられるし、実際の造りからもその働きがある程度は想像できる。だが、脳はそうはいかない。脳を眺めてみても、そこで一体何がなされているのかなどさっぱりだ。

脳研究の歴史は、古代ギリシャ時代の医学の祖、ヒポクラテスに遡ることができる。かたや、脳の本質に関わる高次機能研究は1800年代後半になってからだ。ドイツの物理学者、生理学者であったヘルマン・フォン・ヘルムホルツ。彼の輝かしい業績を皮切りに発展したといっても過言ではない。現代の実験心理学や脳科学の基盤を作った人物である。

ハイデルベルク大学生理学の教授だったヘルムホルツは、1867年、私たちが見ているこの世界が、網膜像をもとに推論され作り上げられた世界なのだと言った。そう、あなたの周りに存在する数々のものも、見えているものは私たちの脳が推論し作り出したものであって、本当は現実のそれではないのだ。

映画のスクリーンから主人公が飛び出してくるように見える3Dムービーは、この原理をうまく応用している。もちろん、彼の考えは科学的に支持されているし、論文にはしばしば「ヘルムホルツ以来」という枕詞を見かけるほど、この主張はのちの研究に大きな影響を及ぼした。現在、ヘルムホルツの無意識的推論と呼ばれるものだ。

世界が止まって見える理由

さらに同年（1867年）、ヘルムホルツはなぜ眼を動かしても世界は止まって見えるのかという疑問を持った。「位置の恒常性」と呼ばれる現象である。たとえば、私たちがスマホカメラの向きをゆっくり変えながら撮影すると、そこに映った映像は流れている。ところが、スマホを置いて眼だけをゆっくり左右に動かしてみるとどうだろう。周りは止まっているように見えないだろうか。

この疑問を解くために、ヘルムホルツはある事実に着目した。それは、眼筋（眼球を動かす筋肉）が麻痺した患者が眼を動かそうとすると、眼球は動かないが、外の景色は「動いて」見えることだった。ここで彼は、眼筋を動かそうとすると、脳から指令が出ると考えた。網

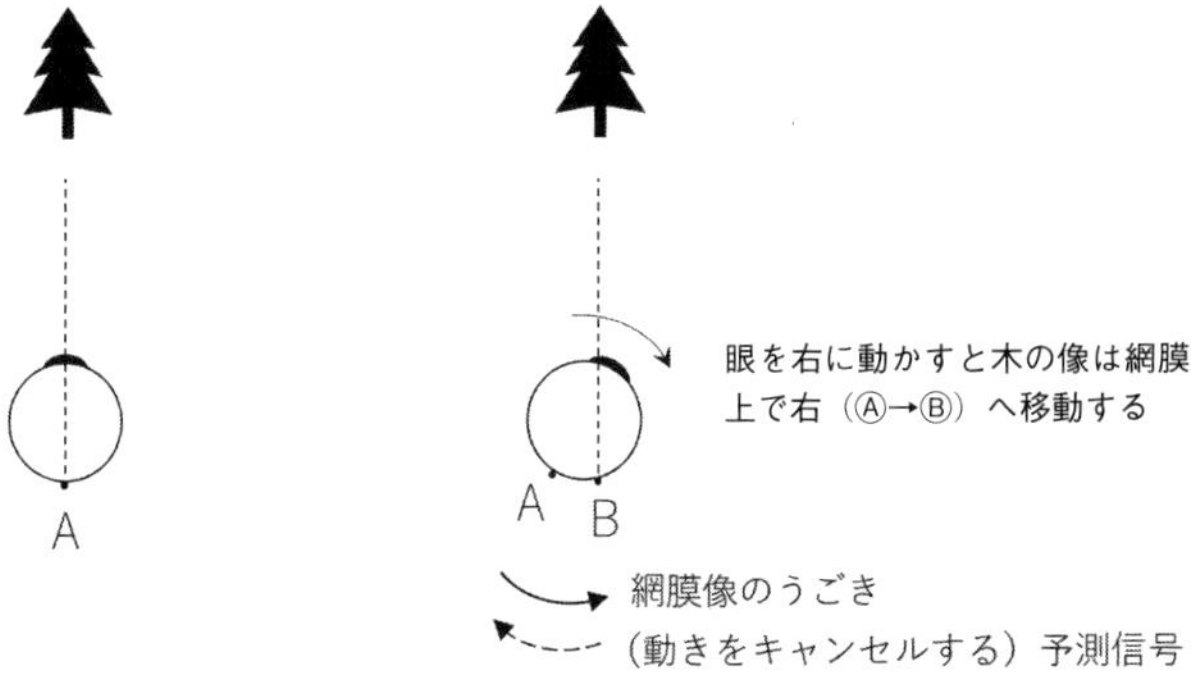

図1-1　視線移動によって網膜像の位置が変化する

膜像が動くことをあらかじめ予測して、その動きをキャンセルする信号を出しているだろうと（図1-1）。

その証拠に、眼球が受動的に動いた際は位置の恒常性は生じない。自分の眼球をまぶたの上から指でそっと押してわずかに眼球を動かすと、脳ではキャンセル信号が出ないから、視覚世界は「動いた」ように見える。

ヘルムホルツのこの斬新な仮説が実験によって検証されたのは、80年後のことだった。1950年、ドイツの行動生理学者フォン・ホルストと生物学者ミッテルシュタットは、ハエの頭を180度回転させた状態で、ハエが自ら動き始めると止まることなく動き続けることを発見した（図1-2）。

これは、ハエが本来自分の動きを予測しその分をキャンセルする指令を出すはずが、頭部を回転させたことによって動きが加算されてしまい、世界が止まって

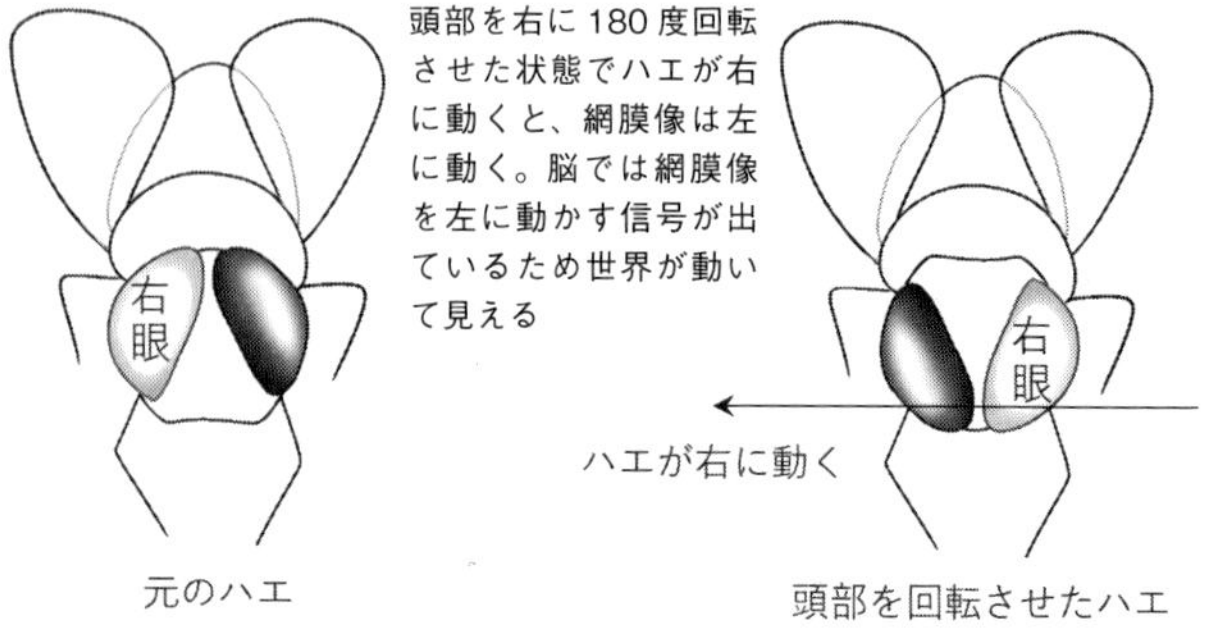

図1-2　ハエの運動

見えずに動いて見えたことで、同じ方向に運動反応が起きたのだと考えられる。その証拠に同じハエを暗室に放つと、通常の動きに戻ったのだ。この実験により、ヘルムホルツの仮説は確認されたのである。

つまり、脳は眼を動かしたときに生じると思われる網膜像の「動きを予測して」、その分をキャンセルさせる信号を出しているのだ。のちに、対象物の位置情報は目の動きだけではなく、首や身体全体の動きとも統合されることで、自分の身体が動いても、脳内では対象物が安定的に表されることが明らかになった。

大脳は図1-3のように四つに区分されている。その中で、位置の恒常性は、頭頂葉との境界に位置する七次視覚野や頭頂葉の働きで実現されているのだ（第6章「二つの視覚系経路」を参照）。

ヘルムホルツはまた、物理学分野でも大きな発見をしている。1847年、彼はエネルギー保存の法則を発見

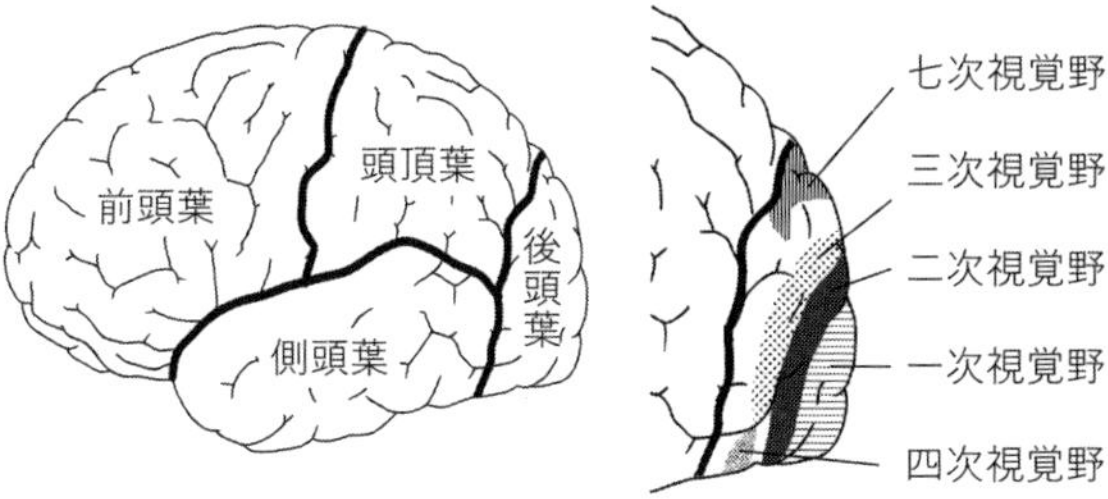

図1-3　**大脳の四つの区分と後頭葉の視覚野の位置**　大脳の左半球

し、この中で「自由エネルギー」という概念を考え、式に表すことに成功した。なお、ヘルムホルツの自由エネルギーとは、システム（たとえば装置や機械など）が持つエネルギーのうち、熱になって逃げていくエネルギー以外の、人間が自由に使える最大のエネルギー量のことである。

これはすばらしい発見だったにもかかわらず、当時は不遇な扱いを受けた。内容があまりにも独創的だったために、学会誌への採録が許されなかった。こうした事情で同年、論文は自費出版により発表され、これを皮切りに、イギリスを中心とする世界中の科学者らの注目するところとなる。さらには、第2章以降で紹介するように、21世紀に入ってからは、自由エネルギーは脳の本質を捉える概念として再び脚光を浴びることとなる。

幸運な出会いから科学の爆発へ

次に、アメリカの数学者でありコンピュータ科学者、ならびに哲学者でもある天才ノーバート・ウィーナーを紹介したい。わずか10歳の頃に書いた「無知の理論」という論文で、彼は人間の知識がすべて「近似に基づいている」と主張した。神童の登場である。そんな彼が数学の学士号を取得したのが14歳、数理論理学と哲学の論文で博士号を取得したのは19歳だ。その後、マサチューセッツ工科大学（MIT）の教授を務めた。

ウィーナーは、第二次世界大戦（1939－45年）における対空兵器研究をきっかけに、「サイバネティクス」という新たな科学領域を開拓し、1948年には『サイバネティクス――動物と機械における制御と通信』を出版している。彼はその著書で、サイバネティクスとはあらゆる科学技術の枠組みといえるもので、とりわけ神経系の働きに関しては、制御と通信という観点から捉えるべきだと説いた。この視点はそれまでになかったもので、のちの脳研究を大きく前進させた。

実は、このサイバネティクスの創設にはもう一人の立役者がいた。それがアルトゥーロ・ローゼンブリュートだ。ローゼンブリュートは当時、ハーバード大学の生理学研究室のウォルター・キャノンのもとでホメオスタシス（生体恒常性）の研究を進め、のちにメキシコ国立心臓病研究所の所長を務めた人物だ。そう、この二人の出会いこそが、動物と機械を包含する新たな脳科学の枠組みを作ったと言えよう。
ホメオスタシスについては第3章で詳しく紹介するが、一言でいえば、外界の変化（たとえば気温変化）にかかわらず、体内の状態（たとえば体温）が一定に保たれる生体機能のことである。

サイバネティクス

さて、ウィーナーのもとで、多くの優秀な科学者たちが科学技術における根本的な議論を交わしたという。とりわけ、対空兵器の研究では、以下の二点を重要課題と捉えた。一つ目は、航空機の軌道予測の理論を考えること。二つ目は、操縦する人間と操縦される機械とを、一つのシステムとして捉えるという視点だ。以下に、サイバネティクスの重要な観点をまとめてみよう。

第一に重要なのが、ある対象をシステムとして捉える視点だ。システムとは、多数の要素が相互に影響し合いながら、あるまとまりを持ち機能する集合や組織のことだ。対象は、人間でも、空気中の粒子でも、神経細胞でもよい。そう、サイバネティクスが扱う対象は、人間システム（人間系）だったり、粒子システム（粒子系）だったり、神経システム（神経系）だったりする。何で構成されているかは問題にせず、あくまでも要素間の関係に着目するということだ。たとえばダムの水の流れと、ある種の電気回路では一見まったく異なるシステムのようだが、その関係が同一であれば、それらはシステムが同型であるという。

第二に重要なのが、フィードバック制御の観点だ。たとえば簡単な冷蔵庫を思い浮かべてみよう。今、庫内の温度を10度に保ちたい。だが扉が開いたことで庫内は15度に上昇し、ここに5度の差が生じた場合、これをマイナス5度として冷却システムに反映させ、10度に戻すという仕組みだ（図1－4）。

このたとえは簡単すぎるかもしれないし、実際には多くのシステムで入力と出力のあいだにもっと複雑な関係が存在するのだろう。だが、このようにして目標値から刻々と変化する現在値を引いて誤差を算出し、入力部分に返すと、差は徐々に小さくなり、いつかはゼロにすることができる。この方法は、（図1－4のように各時刻の状態〔出力〕をマイナスにして戻すので）負のフィードバックと呼ばれる。もちろん、私たちの体のホメオスタシス（生体恒常性）機構にもこうした仕組みが備わっている。

他にも、たとえば手を動かす運動系にも同様の制御が備わっている。手を10㎝上げなければならないときに5㎝しか上がらなかったとしても、このフィードバック制御を使えば10㎝まで手を上げることができる。実際の運動系はもっと複雑だという指摘はさておき、こうした手の運動もまたフィードバック制御系と捉えようというのが、彼らの斬新なアイディアな

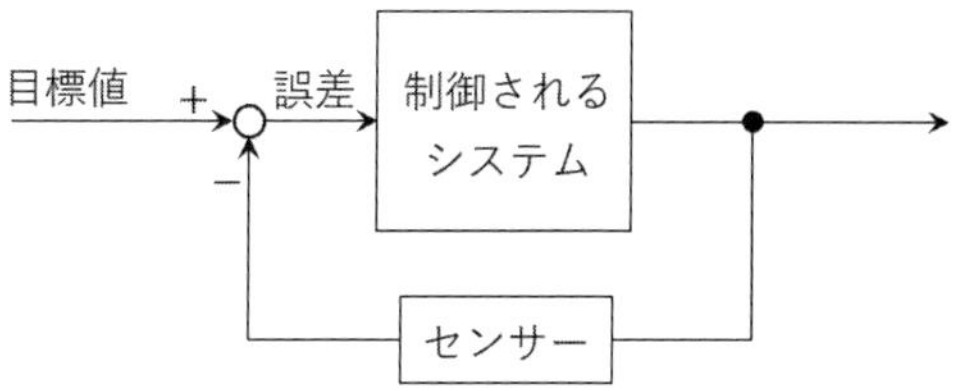

図1-4　フィードバック制御のモデル

のだ。

さらにこれを発展させ、著書『サイバネティクス』の第4章「フィードバックと振動」では、ウィーナーは企図振戦（パーパストレマー）という疾患を取り上げ、これがフィードバック制御の異常によるものだとした。企図振戦では、たとえばコップに手を伸ばす際、コップに近づく手が大きく震えてしまい、うまくつかめないなどの症状が見られる。

第三に重要なのが、システム内で行き交うものや処理されるものすべてを、情報の流れとして捉える視点だ。情報と聞くと何か形がないもののように思えるが、分子など物質でも構わない。ここでいう情報とは、要素間をつなぐ経路あるいは関係において、伝えられる内容や意味ということになる。

たとえば、人間の網膜から脳に伝わっていくものは、電気パルス信号だ。一方で、伝えられる内容や意味は、視覚に関する情報である。つまり、システムが何を目的として、どのように処理されるのかが重要となる。

ウィーナーは、脳波に関しても同じ観点から捉えていた。彼は、安静時の脳波がおよそ10Hzで振動する多くの発信器（とみなせる神経回路）によって作り出されていることを指摘している。この知見もまた、その後数多くの研究により支持されており、今ではこの発信器の機能は大脳の神経回路によって作り出されていることが判明している。ウィーナーの著作タイトル通り、「動物も機械も」制御と通信の観点から捉えるという重要性が理解できるだろう。

悪魔的天才と呼ばれたフォン・ノイマン

ウィーナーと同時期に活躍したもう一人の天才が、ジョン・フォン・ノイマンだ。彼は1933年、アルバート・アインシュタインも在籍していたプリンストン高等研究所の終身教授に選任。1945年に現在のコンピュータの基本構成を発表している。それゆえ、現在のコンピュータはノイマン型コンピュータと呼ばれる。

第二次世界大戦中、ノイマンは原子爆弾に関わる研究でマンハッタン計画に取り組み、大戦終了後も大陸間弾道ミサイル科学諮問委員会などの委員長を務めた。しかし、核兵器開発の際に放射線を浴びたことが原因で、1955年にすい臓がんの診断を受け、わずか2年後に全身転移によりこの世を去っている。

さて、ゲーム理論という言葉を聞いたことがあるかもしれない。ノイマンが経済学者オスカー・モルゲンシュテルンとの共著『ゲーム理論と経済行動』（１９４４年）で発表したもので、現代の経済学の中心的な理論にまで発展している。

ゲーム理論では、参加するプレイヤー個々人は、自分が獲得する報酬を最大化するという目的のもと、他のプレイヤーとの競合や協調のもとで意思決定していく。ノイマンは、それぞれのプレイヤーが協調や競合をしながら最大の報酬を得るための最適な戦略を、数学的に考える方法を示した。つまりゲーム理論では、人間は単に報酬を最大化するために行動選択する存在である。

しかしながら、報酬最大化だけを用いて人間行動すべてを説明することはできない。２０１４年、後述するカール・フリストンは、行動選択においてもう一つ重要な目的があることを指摘した。それは、自分が置かれた環境や状況の不確実性を解消することである。報酬最大化と不確実性の解消、この二つのバランスによって人間行動が説明できるのだ（第6章で述べる）。

シャノンの情報理論

フォン・ノイマンらとともに今日のコンピュータ技術の基礎を作り上げたのが、アメリカの電気工学者で数学者のクロード・エルウッド・シャノンだ。彼は20世紀科学史でもっとも影響を与えた科学者の一人とされている。

１９３７年、マサチューセッツ工科大学（ＭＩＴ）に提出した電子回路に関するシャノンの修士論文は、「おそらく今世紀でもっとも重要であり、もっとも注目される修士論文」と評された。この後、彼はベル電話研究所数学研究部門に所属。情報という捉えどころのない概念の定式化に挑戦し、１９４８年には「通信の数学的理論」で情報量を定義したことで、情報理論の礎を築いた。この論文でシャノンは情報エントロピーという概念についても定式化している。ちなみに、ウィーナーがサイバネティクスを刊行したのもこの年だった。

エントロピーという言葉は、物理学と情報理論で使われる用語だ。物理学でいうエントロピーの例を簡単に紹介しよう。たとえば、気体中の気体分子は高い温度では激しく運動する。このときの無秩序状態の度合いを表す物理量だと考えてほしい。だから、温度が高くなるとエントロピーは大きくなるといえる。一方の情報エントロピーは、予測の難しさや不確実性を表す尺度で使われる。一般に、情報が得られると不確実性（エントロピー）は低下する。両者は定数を除く同じ関数で定義できる。このエントロピーが脳の本質に関係することを、まずは心に留めておいてくだされぱと思う。

人間の能動性と心の発達

オーストリアの生物学者ルートヴィヒ・フォン・ベルタランフィは、１９６７年に出版した『人間とロボット――現代世界での心理学』の中で、当時心理学で台頭していたＳ－Ｒ理論を強く批判した。すなわち、実験動物などで確認できる刺激（Ｓ）と反応（Ｒ）という図式を適用して人間を捉える（擬動物主義）のではなく、能動的な人格系として人間を捉えるベルタランフィの意図が込められている。彼はサイバネティクスの考えもまた生体機能を考えるには狭いとして、単なるホメオスタシス（生体恒常性）の側面からでなく、生物体の自律的活動を正面から捉えるべきだと主張した。

人間は探索行動を好み、遊戯活動を楽しみ、創造的側面も持ち合わせている。ホメオスタシスを超えたさまざまな機能を駆使して、外部へ適応しようとする存在だ。ベルタランフィは、生物や人間が開放系（環境とエネルギー交換をしているシステム）であり、平衡状態から外れた状態を維持できているからこそ、こうした行動が可能なのだと考えた。以降、多くの研究者が人間の能動的な側面を解き明かそうとさまざまに試みてきたのだが、21世紀に入り、カール・フリストンの理論（後述）がようやくこの仮説を説明することになる。

同じく、エモリー大学の認知心理学の第一人者ウルリック・ナイサーは１９７６年、『認知の構図――人間は現実をどのようにとらえるか』（直訳では、『認知と現実』）で、認知の重

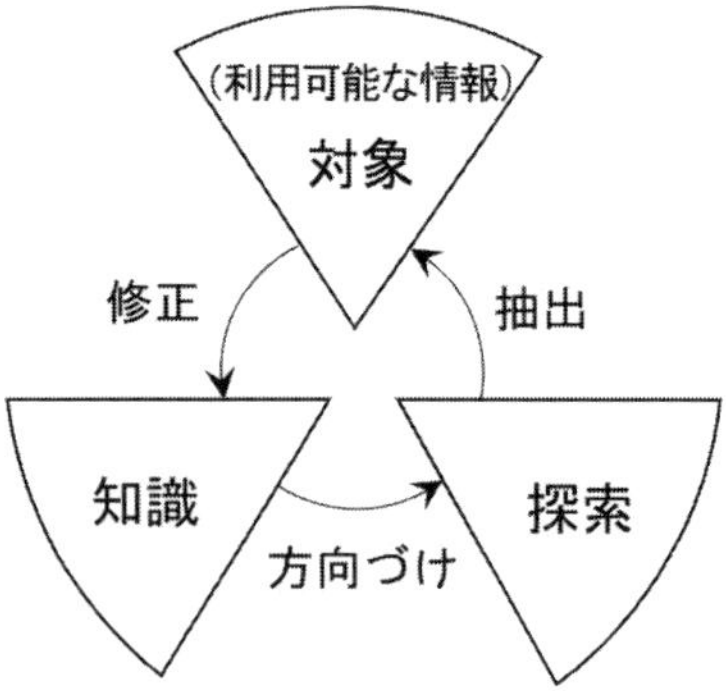

図1-5　ナイサーの知覚循環モデル

要な枠組みを示した。人間は単に刺激（S）を受け反応（R）する図式のごとく受動的ではなく、眼を動かしたり手足を動かしたりして、能動的に環境を探索していると主張した。

探索の方向性はさまざまにあるが、どれを選択するかを方向づけるものが、私たちが持つ知識なのだという。さらに、探索の結果得られた新たな利用可能な情報は、もとの知識を修正していく。これが、ナイサーの知覚循環モデルだ（図1-5）。人間はこの循環を繰り返しながら外界を知覚し、外界に働きかけている。

ところが、これだけでは脳のどのようなネットワークが関与するのかまではわからない。この点については第6章で述べたい。

予測と模倣

人間は動物と同様、種の保存という大目的をもつ。もっとも、社会的動物である人間が生きて子孫を残すには、他者とのコミュニケーションが不可欠だ。そこに最小限必要とされる機能について、１９９７年、筆者（乾）は予測と模倣の二つを提唱した（図１－６）。

私たちが他者とコミュニケーションをとる際、意識的、あるいは無意識的に相手の反応を「予測」する。ここには、相手に関する知識が欠かせない。日々、さまざまな対象のモデル（ナイサーがいうところの知識）を構築しているのだ。

対象のモデルとは、自分が何らかの行動を起こしたとき、その対象（物や人）がどのように変化するかという経験の積み重ねだ。ボールに触れたら、ボールは転がっていく。こうした経験を経て、赤ちゃんもボールの動きをある程度予測できるようになる。そこに不確実性はさほどない。物に比べ人間はもっと複雑で不確実性が高いが、それでも、小さな子どもは自分がどのように振る舞えば養育者がすぐ来てくれるかを理解している。このようにして、私たちはさまざまな事物のモデルを構築し、それをもとに予測できるようになる。

ちなみに、自分の腕ならおおむね予測通りに動かすことができる。もっとも不確実性が低いのは自己の身体なのだ。そうして脳は自分の身体と他者の身体とを区別できる。

他者とのコミュニケーションでは、言葉やジェスチャーによる出力も必要となる。話し言

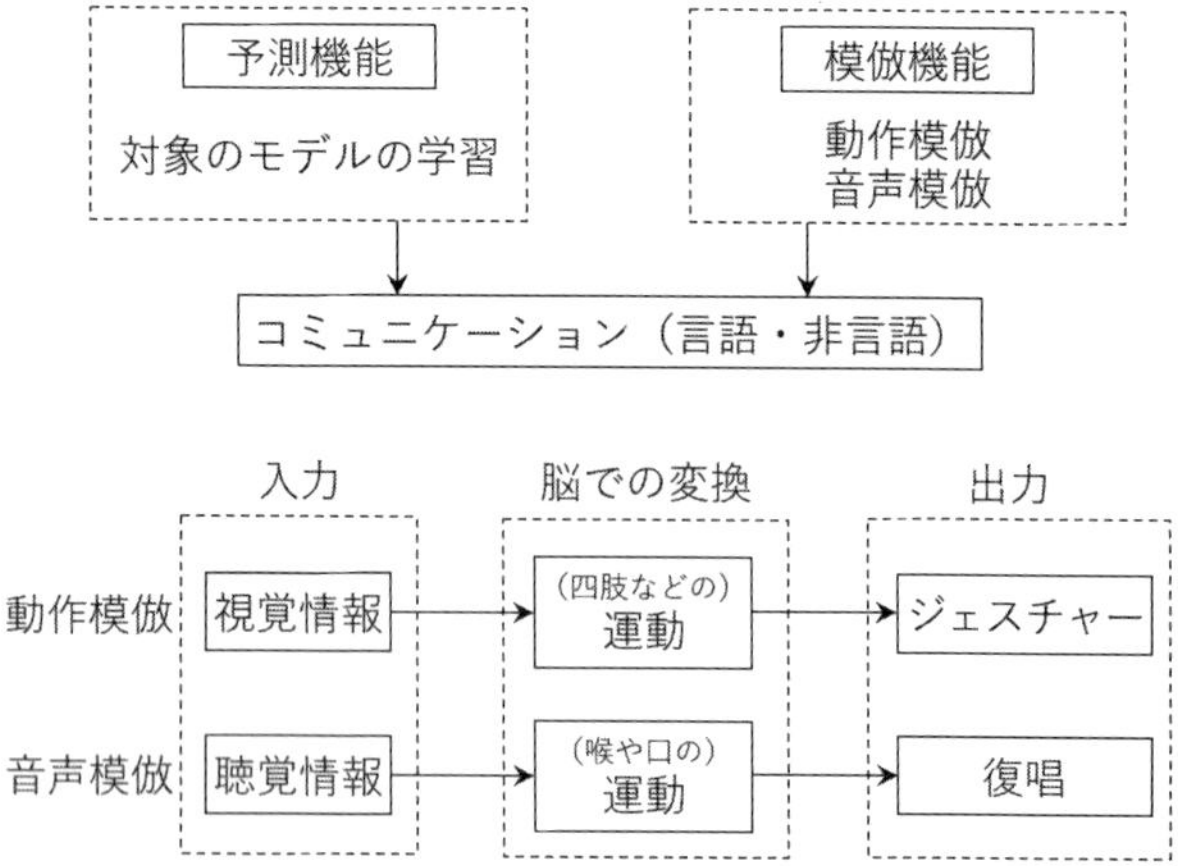

図1-6　認知発達に不可欠な二つの機能、予測と模倣

葉や仕草を、私たちは「模倣」によって獲得してきたはずだ。だが、模倣は簡単に見えて、実は脳の処理上では複雑である。動作を真似るときは、視覚情報で相手の動作を捉え、それを自分の運動に変えないといけないし、言葉を真似るときは、聴覚情報で相手の音声を捉え、自分の発声に変えないといけない。つまり、感覚という入力様式から運動という出力様式への変換が求められる。この変換がどのようにしてできるのか、実は難しい問題なのだが、第2章で見ていく。

このように、私たちがコミュニケーションをとる際は、予測と模倣、両方を駆使してやりとりしている。相手の話を聞く際、私たちは基本的に相手の音声を予測する。同時に相手が話した文脈（言語系列）を記憶し、さらにその記憶を使って次に相手が言うであろう単語や文まで予測している。

シュレーディンガーの仮説

量子力学の父として知られるオーストリアの物理学者エルヴィン・シュレーディンガーは、１９３３年、「新形式の原子理論の発見」の業績を称えられ、ノーベル賞を受賞した。同年、ナチスの反ユダヤ主義に強く反対し、オックスフォード大学に移る。その後、１９４４年に『生命とは何か』と題した本を出版した。この本はのちの生命科学や神経科学においても、遺伝子の二重らせん構造を発見したジェームズ・ワトソンとフランシス・クリックの研究にも多大な影響を与えた。

物理学の法則に従い、あらゆる物質は時間とともにエントロピーが増大する方向に変化する。つまり、物質はいつか崩壊し無秩序な状態になる。ところが、人間を含む生物は、生体内部に秩序を維持できている。これはなぜかと考え、シュレーディンガーはある答えにたどり着いた。それは、生物が外部からエネルギーを取り入れ、そのエネルギーを利用することで内部秩序を維持しているというものだ。彼はこれを「生物は負のエントロピー（ネゲントロピー）を食べて生きている」と表現した（図１‐７）。

そこで立ちはだかった最大の難問が、生物が環境との相互作用を通じて秩序を形成し維持

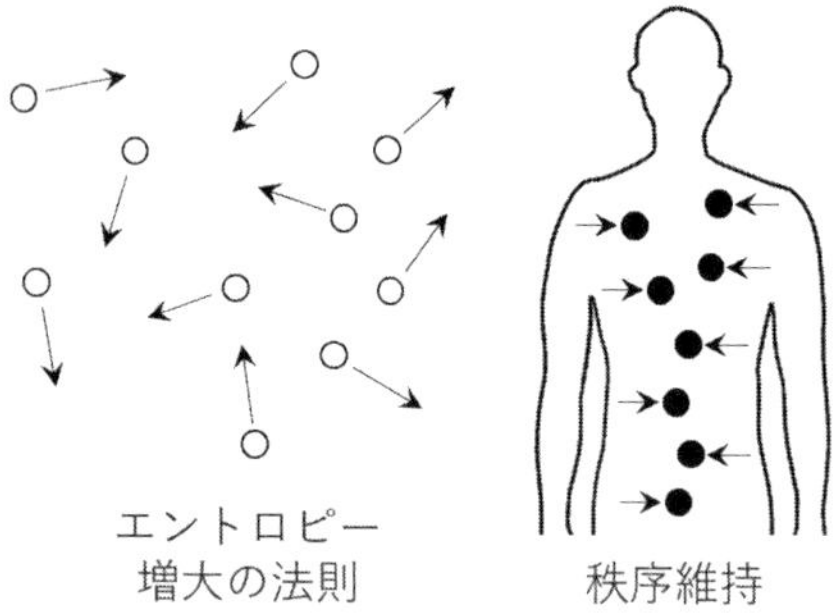

図1-7　シュレーディンガーの生命維持

している機構そのものだった。ネゲントロピーと呼ばれる機能の解明は、その後数十年ものあいだ、生物学や物理学分野をまたぐ問いとなった。私たちは、環境から空気や水、食物を取り込んで、必要なエネルギーに変えている。こう考えると、ベルタランフィの主張のように、生物はみな、外部環境とエネルギー交換を行っている開放系なのだ。にもかかわらず、きちんと内部秩序は保たれ、低いエントロピーの状態を保てている。

さて、これまで紹介してきた無意識的推論、能動的知覚循環モデル、予測機能、ホメオスタシス、開放系、低エントロピー、一見ばらばらに思えるこれらの機能を、脳は一体どのように実現しているのか。

２００６年、ユニバーシティ・カレッジ・ロンドンの神経科学者カール・フリストンがある大統一理論を発表した。自由エネルギー原理と名づけられたこの理論は、あらゆる脳機能は、自由エネルギーが最小になるように設計されているという新しい発想に基づいている。そして、運動も含めすべての脳機能を推論によるものだと説明した。

この過程で自由エネルギーは最小化され、結果として、自らが持つエントロピーを最小化できるとする。この理論では、人間（おそらく動物さえも）が環境に対し能動的に運動することも説明できる。自由エネルギー原理については、あらためて各章で説明していこう。

１９６８年、ジェームズ・ワトソンは次の言葉を残している。「真理とは、ひとたびわかってしまえば、単純で美しいものに違いないという信念に支えられた冒険の精神である」（『二重らせん』）。

そして１９８８年、フランシス・クリックは次のように記した。

「脳科学の現状は、ちょうど、１９２０年代から30年代の分子生物学と発生学の状況を思い起こさせる。〔中略〕先は長いが、これだけの魅力をもち、得られる成果の重要性がはっきりしている分野が前進しないはずはない。われわれが、自分を取り巻くこの広大で複雑な宇宙におけるわれわれの役割を正しく評価しようとするなら、人間の脳の理解が不可欠である」（『熱き探究の日々』）

20世紀、人類は脳の本質の解明に乗り出した。ワトソンにならい、冒険の精神を持って、読者の皆さんとともに神秘的な脳の本質を探っていくとしよう。

第2章　五感で世界を捉え、世界に働きかける

京都正伝寺《しょうでんじ》の広縁から庭の枯山水を眺める。正面には借景《しゃっけい》となる比叡山、手前に凜とした北山杉。私たちは当然のように、目の前にある景色を見ていると思う。だがそれも、脳の働きによりもたらされた視覚イメージである。

図2－1上部に描かれた図形を見てほしい。立体的に見えるだろう。ところが、この図をじーっと見ているうちに、反転して見えはしないだろうか。そう、奥の面と手前の面が時間とともに変化する。私たちは、外の光景をあたかも客観的に捉えているように思っているが、実は脳が網膜像から推論し作り上げているものだ。なぜこのようなことが起こるのだろうか。

本章では、脳がどのようにして環境からの情報を処理し、どのように環境に働きかけているのかを見ていきたい。

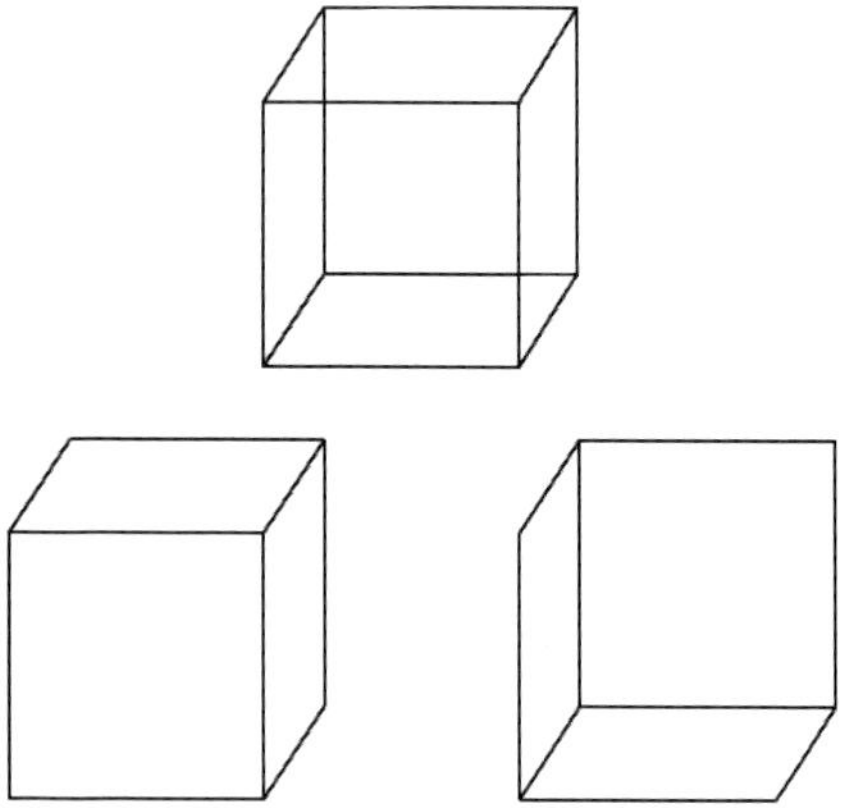

図2-1　上の立方体は下の立方体のいずれかに知覚される

知覚・運動機能に関する脳研究の夜明け

1904年（明治37年）2月、満洲および朝鮮半島の支配権をめぐって対立した大日本帝国とロシア帝国のあいだで日露戦争が勃発し、約1年半にわたる戦いが繰り広げられた。脳の本に戦争とは不思議に思われるかもしれない。

当時のロシア軍が使用したライフル銃は性能がよく、その弾丸は周辺組織へ広範な損傷をもたらすことなく脳を貫通する威力があった。多くの死傷者を出した日露戦争において、脳の後頭葉（図1-3）に損傷を負った兵士がしばしば見られた。

後頭葉が損傷を受けると、視野の一部が見えなくなる。このことを、当時眼科医で軍医だった井上達二は詳しく調べた。銃創の位置と欠けた視野との関係をつぶさに吟味し、そこから井

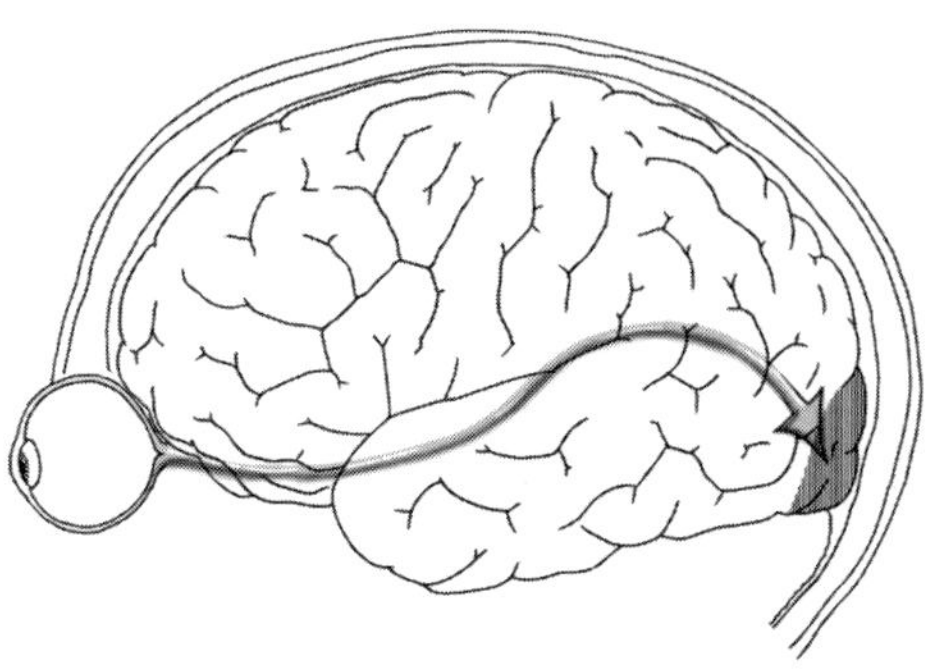

図2-2　網膜から後頭葉の一次視覚野への視神経の経路

上は、網膜に投影された網膜像がそのまま後頭葉で映し出されて（視野が再現されているという）処理されていることを発見する（図2-2）。

井上の博士論文「皮質視覚野の銃創による視覚障害」は1909年（明治42年）にドイツ語で出版。以降、神経科学や眼科学に多大な影響を与えることとなった。なお、現在ではこの皮質視覚野は一次視覚野と呼ばれている。

1929年、ポーランドの脳外科医オトフリッド・フェルスターは、視覚障害者の後頭葉を電気刺激するという実験を試みた。結果はまさに井上の発見を実証するものだった。電気刺激を与えた脳部位に対応した視野の位置に、まるで夜空に星が輝くかのように光が「見えた」のである（図2-3）。

フェルスターの発見が礎となり、さらに40年が経った1970年頃から、視覚障害者のための感覚代行に

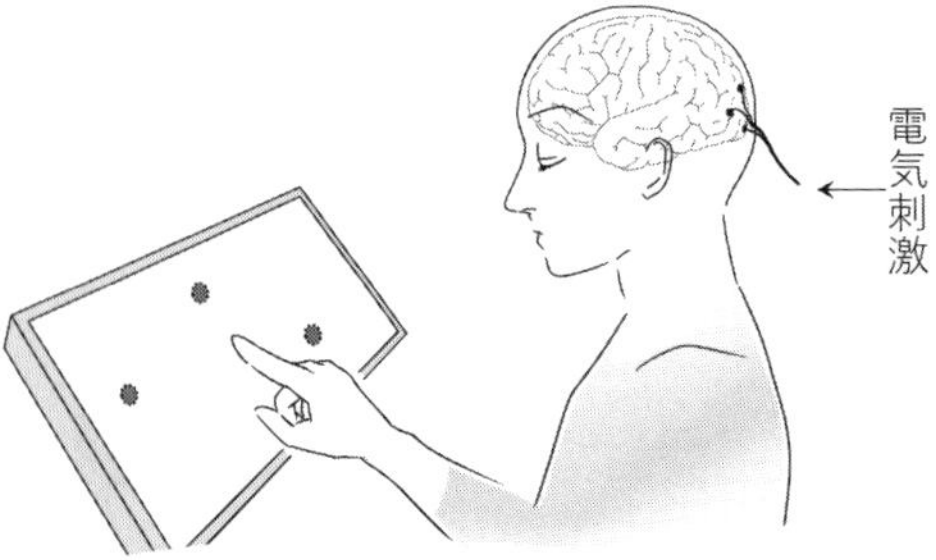

図2-3　後頭葉を電気刺激し、光が「見えた」位置を指さしで答える

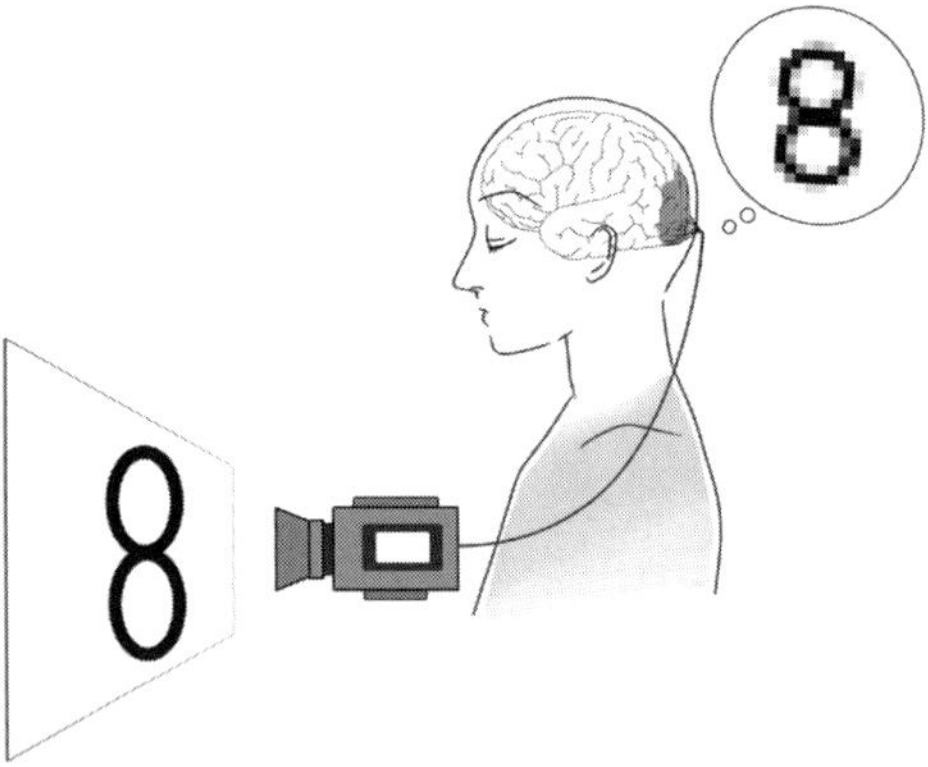

図2-4　視覚障害者のための感覚代行

関する研究が始まる。具体的には、カメラで目の前の画像を捉え、そのビデオ信号を使って後頭葉を刺激するものである（図2－4）。この装置により、視覚障害者は視覚のイメージを体験することができると実験で確かめられた。

ホムンクルスの発見

第一次世界大戦後の1928年、ポーランドのヴロツワフにあるフェルスターの研究室を訪れた脳神経外科医がいる。マギル大学のワイルダー・ペンフィールドである。彼は、癲癇《てんかん》を治すために必要な、患者が覚醒したまま行う脳外科手術を学ぼうとやって来た。

ところが、ペンフィールドには僥倖《ぎょうこう》が訪れる。というのも、手術を成功させるためには、それに先立って脳を電気刺激するという予備検査が必要になる。ペンフィールドはこの研究所で1000人を超える患者の検査時の反応を観察することができたのだ。こうした知見をもとに、ペンフィールドとボールドレイが1937年に発表した論文は、のちの脳研究の発展に不可欠なものとなった。

どういうことだろう。脳部位を電気刺激した結果を紹介しよう。脳のある部位を電気刺激すると、患者は右の顔に痛みを感じると答えた。また別の部位を電気刺激すると、今度は手が動いたりすることがわかった。そこで、電気刺激した箇所と反応があった体の部位とを丹

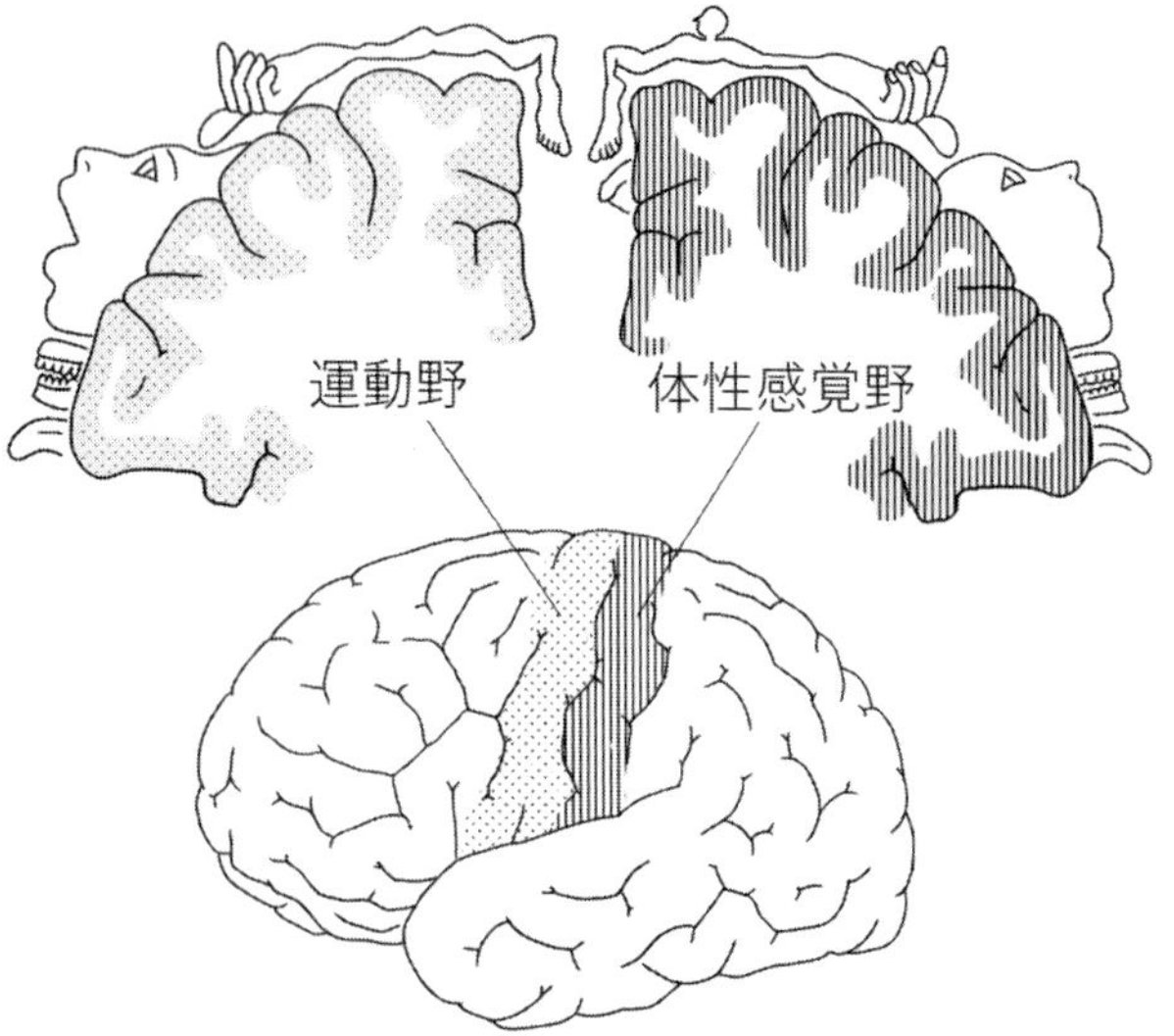

図２-５　運動野（点）と体性感覚野（縦縞）の位置

念にマッピングしていくと、面白いことに、井上の視覚障害の論点にかなり似通った知見が得られたのだ。

私たちがヘッドフォンをつけたときにヘッドバンドがくるあたりにある運動野と体性感覚野が、手や足といった体のさまざまな部位を感知したり動かしたりする（図２-５）。

このようにして描かれた脳上の人物ホムンクルス（小人《こびと》の意）は、当時の人々に新鮮な驚きを与えた。

さて、このホムンクルスからわかることは他にもある。まず、身体の部位がある程度連続的に並んでいることだ（身体像が再現されている）。さらには、運動を司るエリアと感覚を呼び起こすエリアは、脳で隣り合わせに位置していることも明らかになった。今では一次運動野、一次体性感覚野としてよく知られるエリアである。一次体性感覚野では、触覚や痛覚といった皮膚の感覚の他、手足を動かしたときの筋肉や関節の感覚も処理されている。

一次運動野と一次体性感覚野のホムンクルスがよく対応している点に注目されたい。面白いことに、手指にしても5本の指それぞれが一次運動野と一次体性感覚野では、きちんと隣り合う領域で処理されているのだ。

もしあなたが手に痛みを感じたとする。これは、手の痛みが一次体性感覚野に入力されたわけだが、これがすぐ隣にある一次運動野に伝わることで、即座に手を引っ込めることができる。実にうまく設計されているのだ。この一次運動野や一次体性感覚野の働きについては本章の「運動制御」でも説明する。

近年、フランス国立科学研究センターのミシェル・デムルジェらが報告した研究を一つ紹介したい。運動野といえば、一次運動野の他にも運動前野という部位がある。運動前野はかなり複雑な運動をこなせるよう、他の脳部位との協働を担う場所だ。

さてこの運動前野を電気刺激したらどうなるだろうか。結果は一次運動野と同様、手や足が動いた。ところがこのとき、患者は手足を動かそうとは思わなかった。だから、患者は意に反して手や足が動いたと感じた。さらに別の場所（頭頂葉の一部）を電気刺激したら、今

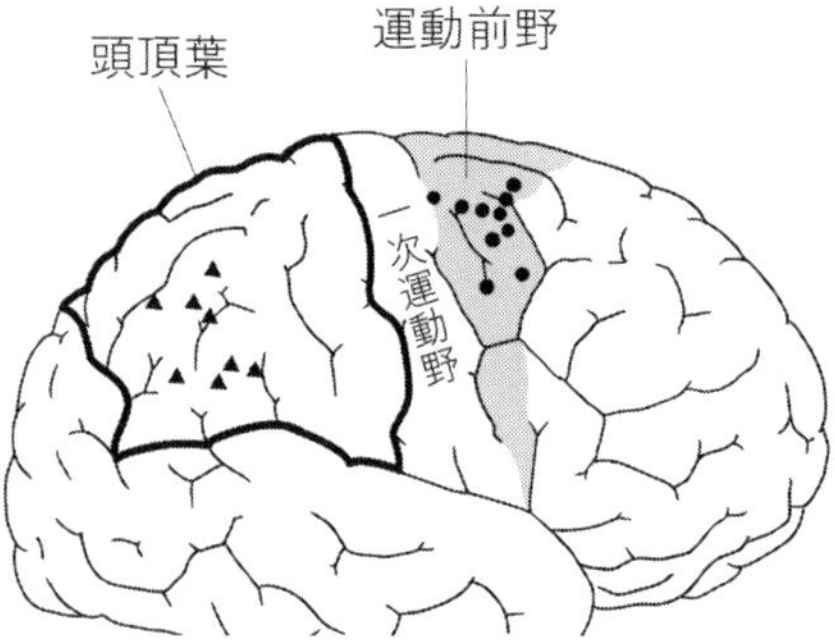

図2-6　ミシェル・デムルジェらが電気刺激した部位

度は、患者自らが運動しようとして手足を動かしたと報告した。しかし実際には手足は動いていないし、筋肉の電気的変化も記録されていない（図2-6）。要するに、実際の運動は生じずに、運動しようとする意図だけが生まれたということになる。つまり、頭頂葉の一部が運動意図（主体感）の源泉だと考えられる（第7章の「自己意識――自己主体感・自己所有感・自己存在感」参照）。

　以上、視覚や運動を例に脳はどのように働くかについて紹介してきた。まとめると、視覚野のニューロン（神経細胞）は視知覚にとって不可欠なもので、ニューロンが障害を受けると視知覚の一部あるいはすべてが機能しなくなる。運動野では、ニューロンを刺激すると自動的に運動が生じる。つまりは知覚や運動は、それぞれの脳部位で働くニューロンによるものだと言える。

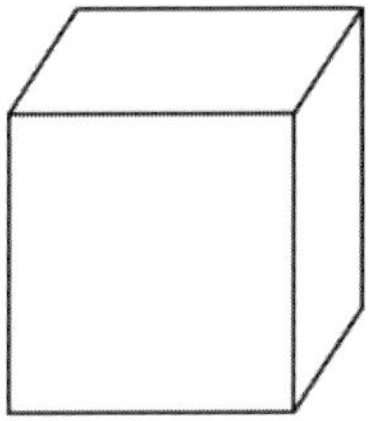

図２-７　立方体の線画

知覚とは何か

レオナルド・ダ・ヴィンチの「モナ・リザ」、ジャン・フランソワ・ミレーの「落穂拾い」などは、描かれている人物が風景から浮き出るほどの立体感を醸し出す名画である。とはいえ、油絵具がキャンバスに描かれたものに過ぎず、所詮は平面上の色彩パターンだとも言える。どうして、立体感を感じざるをえないのだろうか。もしこれが、図２-７のような、単純な図形ならどうだろうか。

私たちがこの図を見たとき、二次元かつ複数の線分の集まりとして見ることは難しいはずだ。どう見ても一つの立方体に見える。感覚器官（目や耳、皮膚など）が得た情報を通して、私たちを取り巻く環境、つまり事物や事象、あるいはそれらの関係や時間変化の様子を把握することを「知覚」と呼ぶ。図の立方体を見たとき、網膜に映るこの複数の線分は網膜内で電気信号に変換される。スマホカメラと同じ原理だ。そして電気信号は脳に送られる。

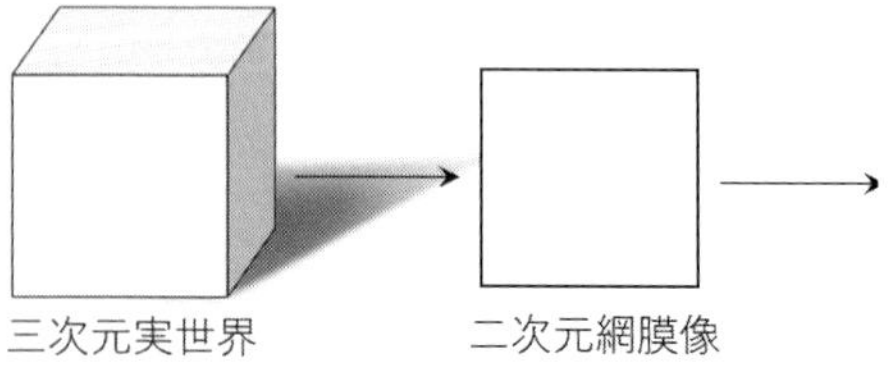

図2‐8　三次元世界の知覚の流れ

だから、この感覚情報（線分に関する網膜からの電気信号）をもとに、私たちは立方体を知覚しているのだ（図２‐８）。

では、どうして複数の線分が立方体として知覚されるのだろうか。古今東西、哲学者や心理学者はこのプロセスがどのようなものかを考え続けてきた。その中でももっとも重要ともいえる知見は、生理学者ヘルムホルツによるものだろう。彼は、知覚は感覚情報から対象の構造や状態が無意識的に推論されたものだと主張した。

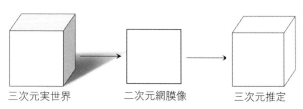

この無意識的推論ののちの発展に大きく寄与した人物がいる。デビッド・マーである。マーは１９６９年、ケンブリッジ大学で「小脳皮質の理論」と題した博士論文を提出したあと、大脳皮質の理論や海馬の理論などを次々と発表し、現在の神経計算理論の分野を切り開いた人物だ。これは現在のＡＩの基盤となる深層学習（ディープラーニング）に発展する。

マーは１９７３年にマサチューセッツ工科大学に移り、そこではおもに視覚研究に没頭した。当時、もちろん今ほど精密に脳機能を調べる機器はなかったが、その時代にあって、彼は視覚機能が二次元網膜像から三次元構造を推定するのだと明言し、視覚処理に関する理論を次々と打ち出していった。

彼はまた、視覚に限らず多くの脳機能に対してそれぞれがどんな目的で処理されているのかを明確にした上で、その処理過程や神経回路網の研究を進めるべきだと力説した。彼の研究はのちに心理学や脳生理学に大きな影響を与えたが、残念ながら１９８０年、白血病により短い生涯を終えた。35歳であった。

脳内の階層的処理によって生まれる知覚

図２‐７の立方体は単純だが、私たちの身の回りにある事物にはもっとさまざまな特徴があるはずだ。視覚は、目の前の物の明るさや色味、形状、大きさや奥行きについても知覚する。こうした一連の特徴を、私たちは同時かつ一瞬にして読み取っているように感じるが、実は脳内では順を追うように、単純なものから複雑なものへ次々解析しているというのだから面白い。しかも、考えたりせず無意識的に解析される。その結果、私たちは最終的な知覚像だけを意識できる。

もう少し解説しよう。視覚野には多数のニューロンが存在し、対象物の明るさや色など要素ごとに別々のニューロン群が働きを担うよう分化している。そして、明るさや色は脳に到

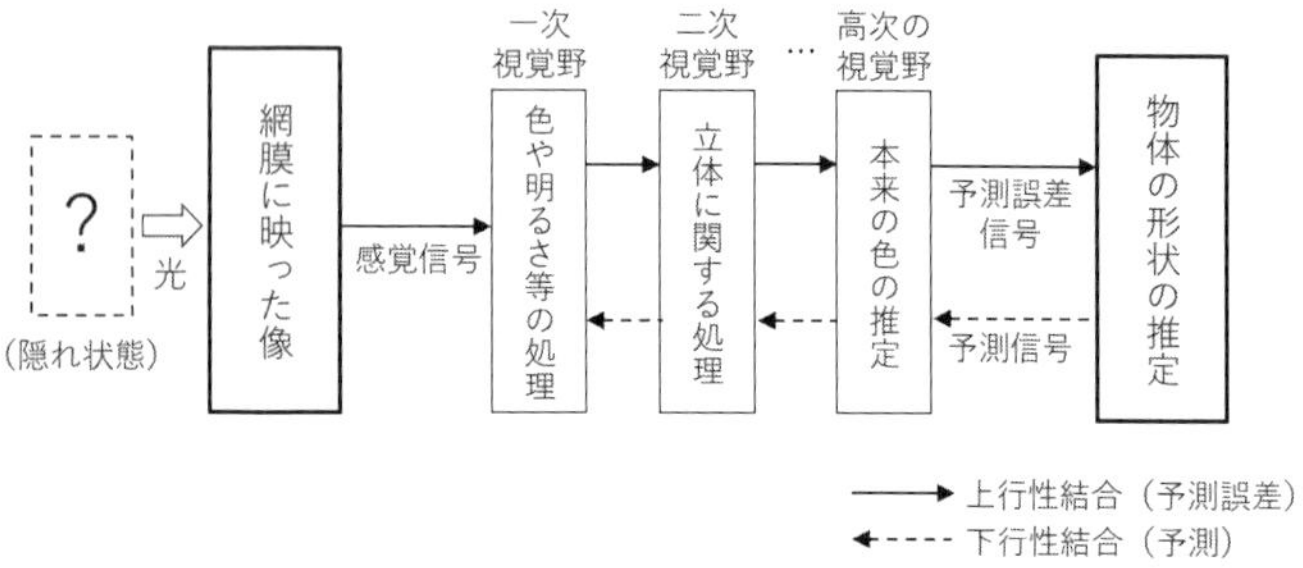

図2-9　視覚系の階層的処理の流れ

達するまで、すでに網膜のレベルで処理が始まっているし、対象物が動く速度なども、一次視覚野で処理されている。物体の形状については、脳には立体感を推論するニューロン、面の向きや面の曲がり具合（曲率）などを推論するニューロンもある。それぞれ処理が終わると、次は事物の周辺を含んだ処理、つまり空間配置などを推論していくのである（図2-9）。

もう一つ重要なことは、脳内ではこうした情報は階層的に処理されるという点だ。脳には下位層から上位層へ信号を送る線（ニューロンの場合は軸索《じくさく》という）が存在する。これにより、低次視覚野から高次視覚野へと処理が進められる。ここでいう階層のイメージについては、たとえば会社組織を思い浮かべてほしい。部署はそれぞれ業務を行い、順次、上位部門へと集約していく。だいたい、関係部署は近隣に存在することが多い。

逆に、上位から下位へいく線も存在している。つまり、信号は単純に階層を上がるだけでなく、下にも向かうということだ。階層間で相互作用し合うことで、全体として速く正しい推論が可能になっている。あたかも、部門間で円滑な情報伝達がなされる組織が、うまく機能するかのように。

脳にはこのように、最初は単純な処理（低次）から、次いで複雑な処理（高次）に至る流れがある。具体的には、対象物を知覚する際、陰影や色、形状といった細かな要素ごとに処理をし、最終的に、要素集団が統合されてまとまった像を私たちは知覚する。これは、実は視覚に限らず聴覚などでも同様で、脳の基本的な処理方法なのだ。

もちろん、無意識的推論がどのようにして行われているかは、神経回路の構造だけではわからない。この部分は、実はＡＩでも広く活用されているベイズ推論という方法で行われていることが、心理学、特に視覚心理学の研究から明らかになっている。そこで次に、知覚の無意識的推論が脳でどのように行われているかを説明したい。

脳はどのように推論するのか

私たちが視覚や触覚、嗅覚などを使っているのは、五感を総動員して外界を把握するためだ。なかでも視覚の場合、網膜像から外界の状態や構造を推論する役割を担っている。今一度確認しておきたいのは、私たちは網膜像だけで何かわかるわけではないという点だ。あくまでも網膜から脳に送られる感覚信号をもとに、外界の構造や状態を推論して初めてわかるのであり、これこそが知覚という私たちに備わった優れた機能だ。

そこで、直接外界のことがわからないという意味で、外界環境を「隠れ状態（隠された状態）」と呼ぶ。ここからはまず、推論のプロセスを簡単に説明したあと、先述の上行性結合（下位から上位へ）と下行性結合（上位から下位へ）による相互作用を考えてみよう。

推論の基本――ベイズ推論

ベイズ推論の発見は、18世紀半ばに遡る。スコットランドの哲学者デイビッド・ヒュームが、イエス・キリストの復活を見たという人々の主張を疑問視したことに対し、イングランドの長老派牧師であり数学者でもあったトーマス・ベイズが真っ向から反論を試みた。その数学的アイディアがベイズ推論であった。

ベイズの主張は、信頼性の低い事象（この場合イエスを見た）であっても、それぞれが独立にたくさん観察されれば、その信頼性は高くなるというものだった。その後、ウェールズの数学者であり生命保険の創始者として知られるリチャード・プライスによって、現在のベイズ推論の公式が導かれた。

さて、このベイズ推論とはどのようなものか。ここでは身近な例として「発送されたはずの宅配便が自宅に届いていない」という状況で考えてみよう。起こった事象（たとえば宅配便が届いていない）を「データ」と呼ぶ。私たちはデータをもとに、それを生じさせた原因を推論している。

今、私たちは宅配便が届いていないというデータ以外に何の手がかりも与えられていない。だから、原因はこれだと断定することは困難だ。それでも、一体何が原因だろうかと考えてみる。交通渋滞で遅延しているのか？　誤配達があったのか？

このとき、私たちは各々の原因がどの程度起こりそうかということも考慮するだろう。家の近くの幹線道路はよく渋滞するとか、誤配達は今までほとんどなかったなど。これは、データが起こる前から生じている頻度という意味で、「事前確率」と呼ばれている。

しかし、それだけではまだ原因を特定するには早い。もう一つ視点が必要だが、皆さんはお気づきだろうか。それは、ある原因が生じたとしても、必ずしもデータが生起するかどうかはわからない点だ。たとえ幹線道路が渋滞してもドライバーが迂回することもあれば、誤配達でもどこかで気づかれることもあり、荷物が届くことが多い。ところが、荷物が紛失したとなると、届く可能性はきわめて低い。だから、事前確率とは別の確率である「尤度《ゆうど》」の視点も欠かせない。尤度は、原因が事象（データ）を生じさせる、尤《もっと》もらしさを表すものだ。事前確率は点、尤度は矢印をイメージしてもらうとよい。

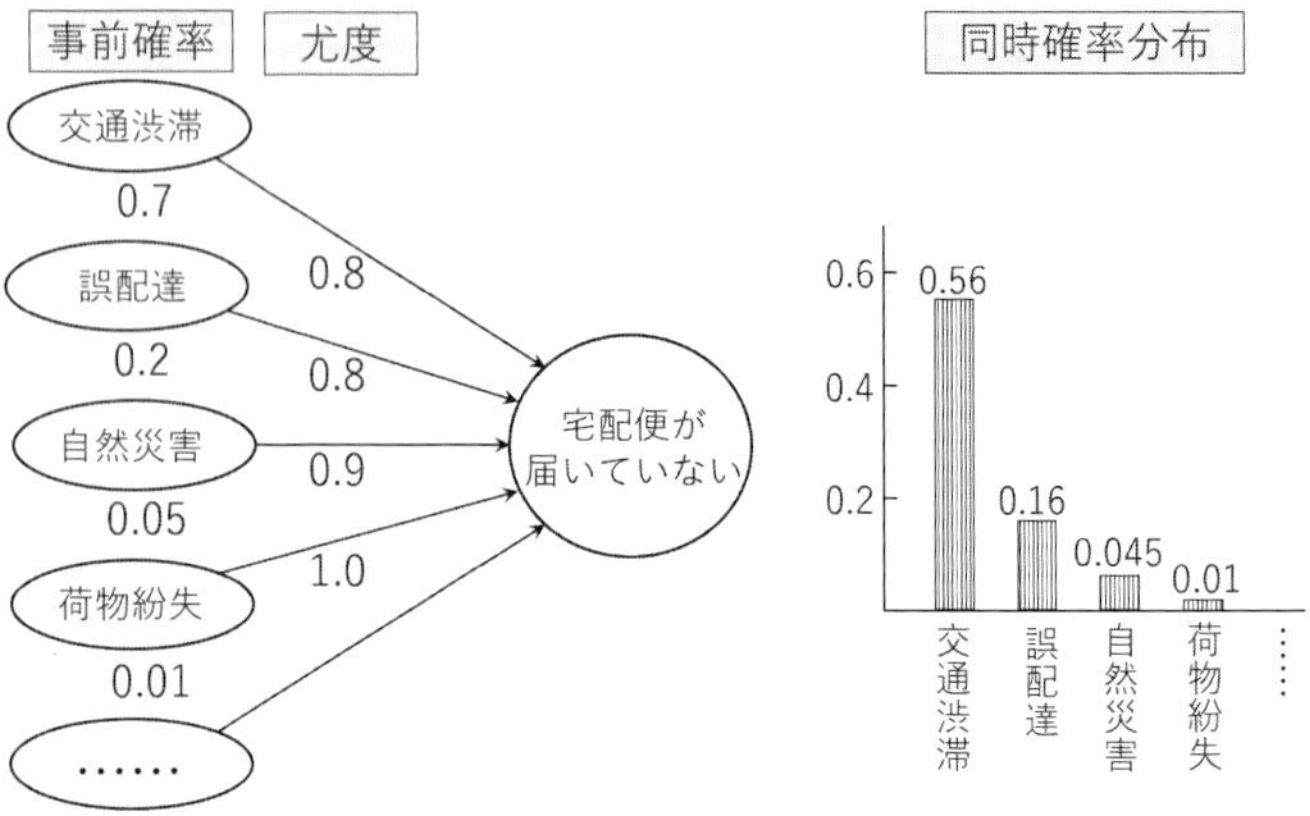

図２-10　生成モデル（同時確率分布）の計算法

この二つの確率、つまり事前確率と尤度を掛けあわせれば、原因とデータが同時に起こる確率（「同時確率」）が得られる。

図２‐10を見てみよう。通常、原因の候補はいくつも考えられる。渋滞の他にも、誤配達、自然災害、荷物紛失など。当然ながら、それぞれの事前確率も尤度も違っているはずだ。そこで、各々について先のように掛け算すれば、それぞれの同時確率が得られる。図２‐10では、交通渋滞とデータの同時確率は、事前確率０・７×尤度０・８＝０・56となり、棒グラフからは、最大となるデータは交通渋滞であることがわかるだろう。結果、ベイズ推論では渋滞が原因で宅配便が届いていないと推論する。

このように原因が複数考えられる場合にも、ベイズ推論に基づけば、事前確率と尤度の二つを使って、原因とデータが同時に生起する確率分布を得ることができる。

もっとも、確率分布というのは、個々人がそれまでの経験や学習を積み重ねて得られたものだから、主観的なものだろう。主観に基づく同時確率分布は、生成モデルと呼ばれる。現在、この生成モデルを使って、近似的にベイズ推論を行うさまざまな方法が考えられている。

ここまで、宅配便が届いていないという例を説明してきたが、さて知覚はどうだろうか。今一度、視覚には網膜像から外界の状態や構造を推論するという働きがあることを思い出そう。そう、網膜像から外界の状態を推論する方法は、データ（宅配便が届いていない）から原因を推論する方法と同じプロセスを経ると考えられないだろうか。

知覚の場合、網膜像から得られるものは感覚信号（データ）だ。これをもとに外界の状態（隠れ状態）を推論している。脳は直接外界のことがわからないからだ。このとき、隠れ状態が生じる確率分布（事前分布）と、隠れ状態が生じたときに当該の感覚信号が生成される確率分布（尤度）があれば、環境の生成モデルが作られ、これを用いて外界の状態を推論（知覚）することができる。

このようにして、瞬時の知覚についても出来事についても、私たちの脳は同じ方法を用いて原因を推論していると考えられる。

学習や発達の研究分野では、二つ以上の事象の相関関係を随伴性と呼ぶ。知覚に限ったことではないが、私たちはさまざまな事象にまつわる随伴性を、生きている中で経験を通じて獲得し続け、いつでも自分たちが使えるように磨いて蓄積している。そして、脳は近似的にベイズ推論を行っているという考えのもと、脳のニューラルネットワーク・モデルが考案され、脳科学研究が進展してきたのだ。

脳の推論メカニズムを探る

1970年代後半から80年代にかけて、技術の進歩もあって、心理学、生理学、解剖学、数学的理論などが急速に進展する。その中で、運動制御の第一人者であった国際電気通信基礎技術研究所の川人光男と筆者（乾）が共同して研究したのが、大脳視覚皮質の計算理論である（1990年発表）。視覚が脳内でどのように実現されているか、その骨子を紹介したい。

大脳のさまざまな部位は、上行性と下行性の結合（軸索）でつながっている。この相互結合するループに沿って、脳は仮説を生成し、検証を繰り返すことができる。筆者らはこれを計算機でシミュレーションし、近似的なベイズ推論によって、基本的に0・2秒以内もの速さで正確に無意識的推論が実行されていることを確認した。

これ以降、脳が上行性（低次から高次へ）の情報処理で何らかの仮説を生成し（隠れ状態はこうではないかとの推論）、下行性（高次から低次へ）の情報処理で仮説を検証しているのでは

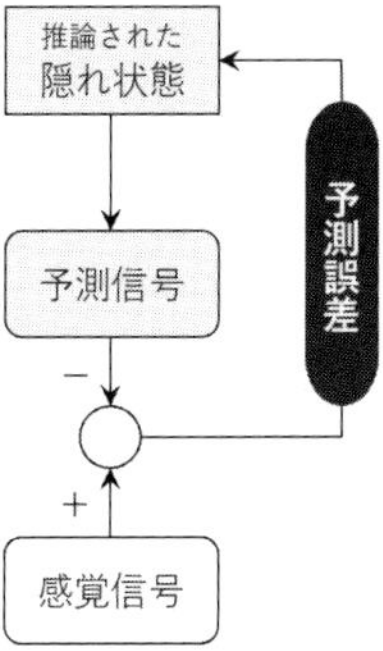

図2-11　予測符号化の流れ

ないかと考えられるようになった。

もう少し詳しく説明しよう。最下層である一次視覚野は、網膜に映った像を感覚信号として受け取る場所だ。ここに、上位層が推論した感覚信号の予測信号が送られると、両者を比較することができる。そして、最初はたいてい誤差が生じている。これは予測誤差として、ただちに上位層へ送られる。予測誤差を受け取った上位層は予測信号を更新する。修正された予測信号は再び下位層に戻される。わずかでも誤差がある限りクルクルと回り続けるこのループによって、誤差はあっという間に最小化される（図2-11）。

色の情報処理も同様である。一次視覚野はエッジの抽出（文字を構成する線や対象物の輪郭線の抽出）や明るさ、色を処理するが、二次視覚野や三次視覚野は立体（3D）に関する情報を処理している。その後になってやっと、四次視覚野で物体面の色が推定される。

たとえば、白熱球の照明の下では、白色はオレンジがかって見える。それでも、私たちは白色の物を白色だと認識できる。あたかも、カメラのホワイトバランス機能のようだ。照明光に影響されず、本来の面の色が知覚できるこの脳の機能は、色の恒常性と呼ばれる。そう、一次視覚野で明るさや色の情報を得て、二次・三次視覚野で立体や面の向きを推定できるからこそ、初めて四次視覚野で面の本来の色を推定できるのだ。ちなみに、側頭葉では物体の三次元形状が推定される（第6章参照）。

さて、すべての層で誤差が最小になったことを受けて初めて、上位層は下位の状態を説明できたことになる。ここでようやく（といってもこのやりとりはほんの一瞬に過ぎないが）私たちは外界の世界がわかるのだ。

すなわち、

感覚信号－予測信号＝予測誤差
↓　誤差をなくすように予測を修正することによって、感覚信号を説明できる
↓　推論された隠れ状態を書き換え、予測を変えることで環境を理解する（知覚）

とまとめることができる。つまり予測誤差が最小化されるような隠れ状態を推論するのだ。

脳でこのような処理を階層的に行うことで、網膜像からたちどころに面の色や明るさ、物体の動き、面の向きや奥行きが正しく推論できるのである。

筆者らの大脳視覚皮質の計算理論はその後改良が重ねられ、近年の計算論的神経科学によって、このモデルが視覚における脳情報処理のメカニズムだと考えられるようになった。また、視覚に限らず聴覚や触覚など知覚全般で、同様の処理がなされていることがわかった。これがのちに、自由エネルギー原理に引き継がれることになる。

フリストンの自由エネルギー原理

これまで紹介してきたさまざまな成果をもとに、ロンドンの神経科学者カール・フリストンは2006年に非常に興味深い理論を提案している。「自由エネルギー原理」である。フリストンは以前から神経科学や心理学の分野ではよく知られた人物だった。というのも、彼が人間の脳活動を可視化する有名なソフトウェアSPM（Statistical Parametric Mapping）を開発した人物であり、それは今なお拡張を重ね広く利用されているからである。

若い頃、大学院で医学の勉強を終えたフリストンはオックスフォードに移り、リトルモアというヴィクトリア朝時代に起源をもつ病院で研修生として2年間を過ごした。ここで彼は統合失調症の研究を熱心に行う。そして、リトルモア時代を経て1990年代前半の大半を、当時の新しい技術PET（Positron Emission Tomography）スキャンによる統合失調症患者の脳研究に費やした。苦労の末に完成したSPMは、神経科学の分野で高く評価され、彼がいなければその後の人間の脳研究はここまで進んでいなかっただろうと言われている。

さて、フリストンが自由エネルギー原理の着想を得る上で、もう一人、重要な人物が存在した。ジェフリー・ヒントンである。ヒントンはAIの深層学習（ディープラーニング）の開発者であり、認知科学者でもあった。ヒントンの研究所が、偶然にもロンドンにあるフリストンの研究室の近くだったことから、二人は研究を交流していた。そのヒントンが開発した推論機械であるヘルムホルツ・マシンをベースに考案されたのが、脳の大統一理論というべき自由エネルギー原理だった。

自由エネルギー原理は、生物がどのようにして生命活動を営んでいるかについて、生物の持つさまざまな機能を自由エネルギーという観点で捉え、数式によって説明したものだ。

少し詳しく見てみよう。生物は、自由エネルギーという評価関数（指標）を最小化することで、生命を維持しているという。それは、以前ヘルムホルツが発案した自由エネルギーの式を最小化することと等価であり、実際には、近似的にベイズ推論することで実現できるというのが、この理論の骨子である。

もちろんこれは一つの仮説なのだが、実際この考え方によって、今まで説明しえなかった多くの脳機能と神経回路との関係まで見事に説明できるようになった。とりわけ、脳で自由エネルギー原理がどのように実装されているかについては、予測符号化理論として、神経回路の働きが数式的にモデル化されている。近年、脳科学やＡＩの世界で注目を浴びている理論である。符号化は聞き慣れない言葉であるが、情報がニューロンの（膜）電位やパルス信号に変換されることだと覚えておこう。

さて、予測誤差を最小化することで、ある仮定のもと事後確率がもっとも大きくなる値（つまり可能性がもっとも高い推論結果）を求めることができる。そしてそれがニューロンにより符号化されることが理論的に示されている。事後確率とは「データから原因が生じたといえる確率」のことで、先の例でそれが最大となるのは「宅配便が届いていないとき、交通渋滞が起こったといえる確率」である。よってこれがニューロンにより符号化され、原因が推定できる。知覚の場合は、もっとも可能性の高い（と推論される）隠れ状態が符号化される（図２‐11参照）。

フリストンの理論のすばらしいところは、現在にとどまらず、近未来の感覚信号も予測できるように組み立てられている点だ（そして脳は実際、未来に向かって予測信号を発している）。あとに述べる脳の学習や神経修飾物質の働きなども、自由エネルギー最小化によって統一的に説明できる点が魅力的なのだ。

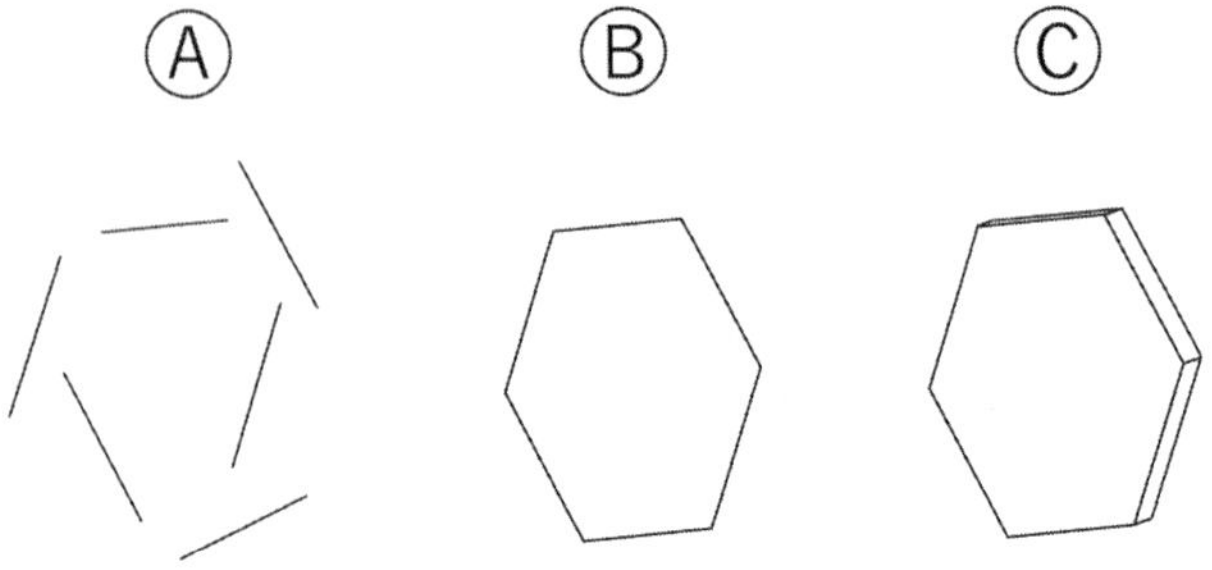

図2-12　予測符号化理論の検証実験

予測誤差最小化を実証する

さて、予測符号化理論を支持するヒトの脳研究は2000年代に入ってから始められた。ここではおもに知覚研究のみに限って簡単に紹介することにしよう。

ある実験で、参加者に異なる3枚の図を1枚ずつ見せ、それぞれを見ているあいだの脳活動が調べられた。1枚はさまざまな長さの線分がランダムに配置されている図形（図2-12A）、残りは同じ線分でできた、まとまりのある図形だった（図2-12B、C）。通常、Aのような線分などの単純な図の処理は一次視覚野を中心に処理され、B、Cのような複雑な図になるほど高次の視覚野での処理が増えるはずだ。

さて、読者の皆さんはどのように推察しただろう。実験では当初の想像通り、まとまりのある図形を見たときに、高次の視覚野が強く反応していた。ところが、興味深いのはその際、一次視覚野の活動が抑制されていたことだ。図2-11を見てほしい。低次からくる感覚信号（プラス）を高次の予測信号で抑制（マイナス）している図式だ。実験結果はまさに高次の予測が低次の活動を抑制しており、低次の活動を高次の活動が正しく予測できた状態に他ならないと解釈できる。

もう一つ別の実験を紹介しよう。ディスプレイに黒い点が動いていく様子を映し出す。すると、私たちはその点が次にどちらに動くかを予測しながら見るということは古くから知られていた。このときのヒトの脳活動を調べた研究である。まず、ディスプレイ上の点が最初に動き出す瞬間、動き始めの位置に対応する一次視覚野で強い活動が見られた。

ところが黒い点が動き始めたあとは、動くだろうと予測される少し先の位置に対応する一次視覚野の活動は抑制された。これも下行性の予測信号によって一次視覚野の活動が抑制されていると考えられる。先に述べたように、予測誤差を最小化するために、マイナスの（抑制性の）予測信号が下に送られるからである。

最後に、ミスマッチ陰性電位という脳波について紹介したい。たとえば、同じ高さの音が一定間隔で聞こえてきて、たまに別の高さの音が出る場面を考えてみよう。たとえば、ド、ド、……ド、ミ、ド、ド、……のように。このとき、被験者の脳波を計測すると、ミの音が提示されたとき、特別な脳波（ミスマッチ陰性電位）が記録される。こうした現象もまた、古くから知られていたことだ。

これは予測符号化理論でどのように説明されるのか。ミスマッチ陰性電位について、フリストンは次のように論じている。そもそも、予測誤差を検出するニューロンは大脳皮質の表面近くにあるため、このニューロン活動は脳の表面電位である脳波として記録されやすい。つまり、予測誤差を反映する活動が、ミスマッチ陰性電位として計測されるのだ。

多くの研究から、統合失調症患者はミスマッチ陰性電位が非常に弱いことが明らかになってきた。従来から、統合失調症では前頭葉のドーパミンが過剰に放出されることは知られていたが、ドーパミンは神経修飾物質の一つであり、予測誤差の検出に関わると考えられる。したがって、ドーパミンの働きが強いために予測信号の影響が大きくなり、予測誤差が小さくなる。この結果、ミスマッチ陰性電位が小さくなると考えられる。

運動制御

これまで視覚の話を中心に、脳がどのように知覚するのかを説明してきた。だが、私たちは何も環境を知覚するだけの存在ではない。ダイナミックに変化する環境の中では、何がしかの意図をもって、たとえば人や事物といった環境に働きかけることも多々あろう。つまり、行動を起こして世界に働きかけることも、人や動物が生きる上では必要だ。ふだん私たちは行動や行為ということが多いだろうが、すべて筋肉活動を伴うという意味で、本章では「運動」という用語を用いることにする。

あなたが今から机の上をきれいに整頓しようとしている状況を想像してほしい。机の上の本や書類、コップなど乱雑に置かれたこれらに目を向け、一つひとつ手に取ってはどこかに片づける。これを何度も繰り返してようやく机の上はきれいになる。私たちは対象物に目を向け知覚し、次に何かしらの運動を行っている。当たり前のようだが、知覚と運動の連続によって、私たちは環境とのインタラクションが可能になるということだ。その知覚と運動のサイクルを一つの原理で説明したのも、自由エネルギー原理である。

知覚と運動の話に入る前に、まず運動機能について脳がどのように働いているかを見てみたい。たとえば本を読むとき。私たちは眼球を運動させて視線を移していく。眼球は3対（6本）の筋肉によって回転しているが、これらの筋肉に運動指令を送るのは脳幹の眼球運動ニューロン（眼筋に運動信号を送るニューロン）だ。

眼球運動について、きわめて印象的な研究がある。ジョンズ・ホプキンス大学の眼科学の神経生理学部門の主任であり、眼科学、神経生理学、数学、医用電子工学の助教授を兼務していたデビッド・ロビンソンの成果だ。彼は、眼球運動ニューロンの神経活動が、眼球運動時の回転角（つまり視線の移動量）、回転速度、加速度の関数になっていることを発見した。

つまりこの眼球運動ニューロンは、まさに眼球運動そのものをデジタル化した信号を送っているのだ。

ふだんあまり意識することがないが、私たちは1秒間に3〜4回、眼を動かして異なる対象や異なる場所を見ている。その際、わずか数十ミリ秒（0・01秒単位）の速さで、その視点間を移動する（視線を移動させる）。驚異的なことで、決して見たい場所を通り過ぎたりはしない。とてつもなく高速で精度の高い運動なのだ。

なお、乳児は見たいところがあっても一回で視線を移動できない。だが、徐々に眼球の動かし方を学習し、すぐに大人と同じような眼球運動ができるようになる。こうした一瞬の運動でも、ニューロンが発する電気信号によって、運動の大きさや速度、加速度までも正確に計算して、脳は筋肉に指令を送っているのである。

次に、腕を動かすときの脳の運動制御も見てみよう。

フリストン以前は長らく、脳の運動野から運動指令信号が発せられ、それが脊髄のニューロンを経由し筋肉に伝わって運動ができると考えられてきた。だから脳あるいは脊髄を損傷すると、指令も途絶えるため麻痺が生じるのだと。

一方、脊髄の運動ニューロンと筋肉のあいだには、反射弓という重要なループ回路が存在している。火にかかった鍋をうっかり触ったとしよう。熱さを感じる前に反射的に手を引っ込めることができるのは、この反射弓のおかげだ。反射弓が働き、筋肉が収縮するのだ（熱さはその後に感じる）。では反射弓を構成する運動ニューロンは単に中継点の役割だけかというと、そうではない。

どういうことか。フリストンは重要なことを主張している。運動野から発せられる運動指令信号は何も特別な信号ではなく、それは少し先の未来の筋感覚だというのだ。たとえば、あなたがバレーボールでサーブを打つとしよう。素人だから、難しい技やジャンプの想像は不要だ。少しボールを浮かして、利き手で打つ。このときの腕の動かし方（手の高さや角度、速度、加速度）に対応する信号が、運動野から発せられるという。これは、少し先の未来、ターゲットやゴール到達時の自己受容感覚（筋感覚）である。脳から脊髄、筋肉に向かうという意味で、下行性という。

一方で、筋肉から脊髄へと送られてくるのは、現時点の筋感覚である。これは筋肉から脊髄にいくという意味で、上行性だ。この上行性と下行性の信号はどちらも筋感覚なので、脊髄の運動ニューロンで比較可能である。しかも、運動をする前と後の筋感覚を比較しているので、当然、二つのあいだで誤差が生じるはずだ。この誤差が重要で、誤差は再び先ほどの反射弓を通じて筋肉に送られる。そうすると、反射弓の働きにより筋肉は収縮する。つまり、未来の筋感覚と誤差がなくなるまで筋肉を収縮させるという一連の流れ、これが運動の仕組

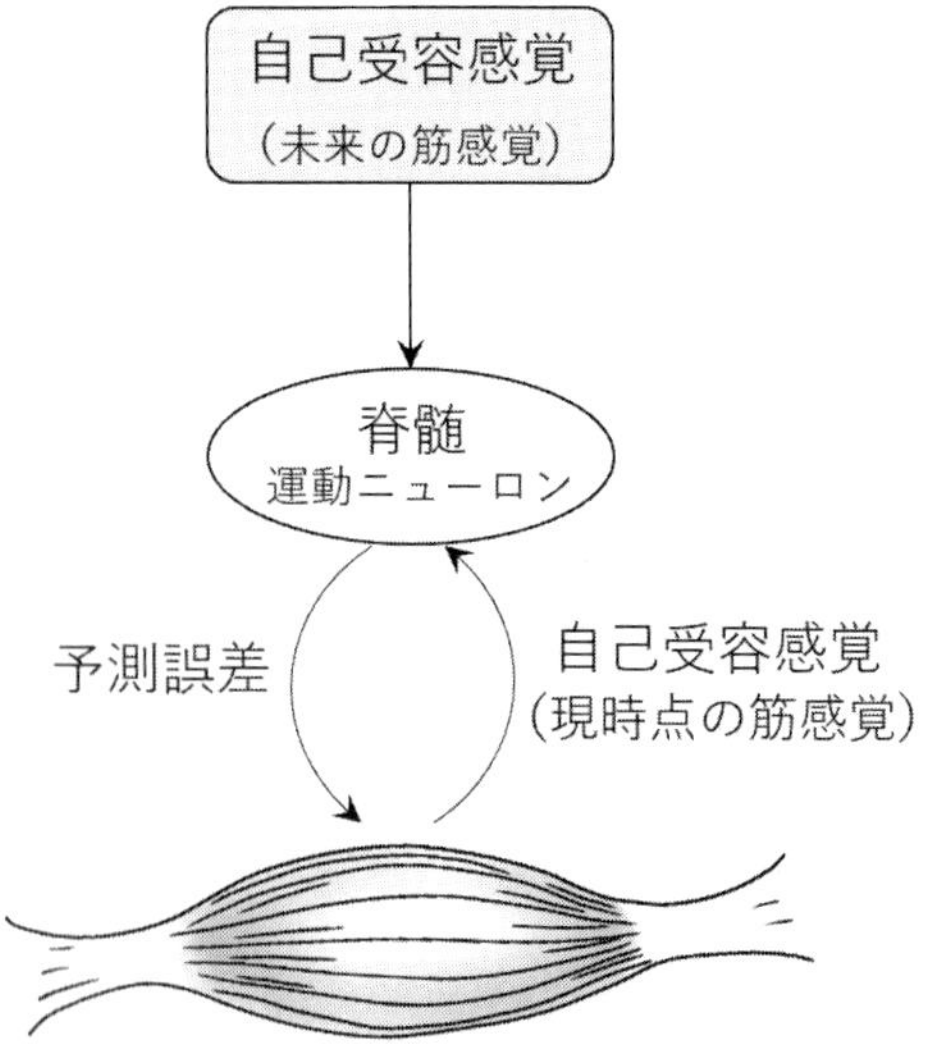

図2-13　運動実行の仕組み

みなのだ。ここに、これまで解けなかった運動理論のさまざまな課題が見事に解決するのである（図2－13）。

ちなみに、運動ニューロンは筋肉の収縮度合いだけでなく、関節の曲がり具合や曲がる速度、加速度までをも符号化しているという（図2－14）。これはまさに、先述のロビンソンの発見のようだ。つまるところ、運動を行うことによって期待される感覚信号（未来の筋感覚）を作り出すことに他ならない。それゆえ「運動は期待の自己実現」ともいわれている。

近年ロボットアームの制御でもこのような方式が採用され、今までにない有効性が確認されている。この方式は、

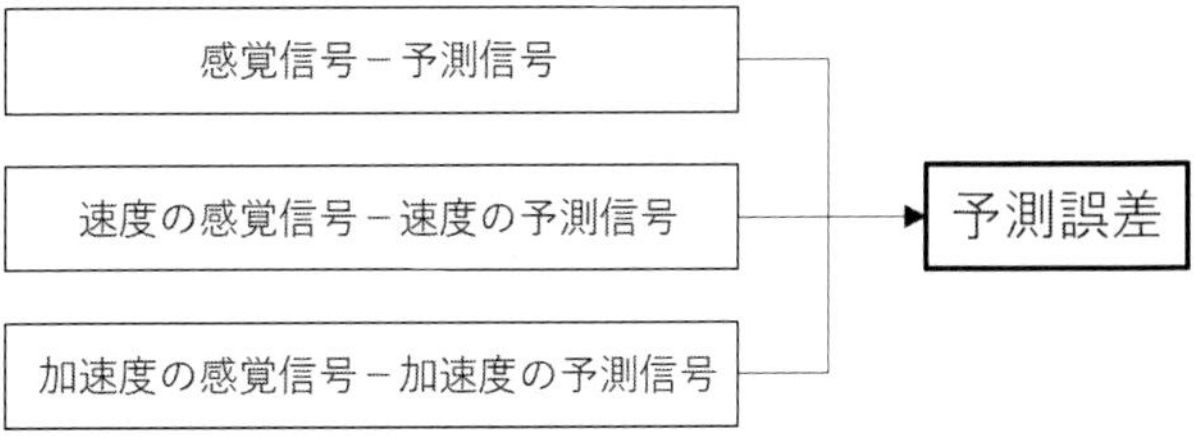

図2-14　**知覚および運動の推論**

自己受容・視覚トルク制御と呼ばれている。トルクとは、腕などを回転する力のことである。

知覚と運動の循環

知覚では、予測誤差を最小化するように予測信号を変えて感覚信号が生じた隠れ状態を推論する。運動は逆に脳から運動ニューロンに送られてくる予測信号は変えずに、感覚信号だけを変化させて予測誤差を最小化していることに注意しよう。

知覚：（感覚信号－予測信号）⇓予測信号を変えて（知覚を変えて）誤差を抑制

運動：（感覚信号－予測信号）⇓感覚信号を変えて（運動によって）誤差を抑制

いずれも（感覚信号＝予測信号）を目指す。

今一度、知覚と運動が一つのサイクルとなり、これを繰り返して私たちは環境とのインタラクションを行っていることを強調しておきたい。

私たちは、夜空の流れ星を見たり、あるいは車に乗っているときの加速度を感じたりできる。このことは、自分や対象物の位置だけでなく、速度や加速度も知覚していることを教えてくれる。また、私たちは速く腕を動かすことも、ゆっくり腕を動かすこともできる。これは関節を曲げる速度や加速度をコントロールできることを意味している。このように、知覚であれ運動であれ、位置や角度だけではなくそれらの時間変化の大きさ（速度、加速度など）も適切に推論される。

注意機能とニューロン反応の同期

今、街の交差点にいるとしよう。ビルや店舗、信号、歩行者などさまざまなものが目に入る。果たしてこれらを同時に見ることはできるだろうか。実は、私たちは視野全体を一度に処理することはできない。そこで、先に述べた机の上を片づけるように、さまざまな位置に視線を移しながら注意が向くところを探し、注意が向いたところを適切に処理している。まさにスポットライトを当てるかのように。

一方で脳は、一瞬見たものの中から重要な情報をピックアップし、処理することもできる。ここでは視線移動ではなく、重要な情報をピックアップする注意機能について考える。

低次の視覚野では、一つのニューロンが視野のごく一部の処理を担っているという。そのため、私たちが長い線を見た場合、その線は多くのニューロンが共同して処理することになる。これらはあくまでも別々のニューロンだから、単独に処理すれば知覚もばらばらになってしまう。では、情報はどのようにして統合されるのだろうか。もっといえば、一つの対象に属している多くの特徴は、どのようにまとめ上げられる（特徴が統合される）のだろうか。

１９８９年、マックス・プランク研究所のウルフ・シンガーらによって、特徴統合に関わる重要な発見が得られた。ネコの視覚野で一つの対象の特徴を処理している多くのニューロンが、ガンマ波で同期した波形を示すことを発見したのだった。ガンマ波とは、比較的高い周波数（およそ40ヘルツ）の脳波のことをいう（図２－15）。

このため、脳内では神経活動が同期することで、対象物の特徴が統合され、一つのまとまりのある知覚につながるのではないかと考えられた。先の例から1本の線が知覚されるということはわかったが、これに色がついている場合はどうか。低次の視覚野では、形の処理と色の処理は別々のニューロンが担っている。「組み合わせ爆発」を防ぐためである。赤い縦線、緑の曲線、青の丸など、色と形の組み合わせは無限にあるから、色と形は別々のニューロンによって処理されている（まれにこの独立性が弱くなり、白・黒の形に特定の色が見える人がいる）。しかしながら、別に処理された情報でも、これらのニューロン活動がガンマ波で

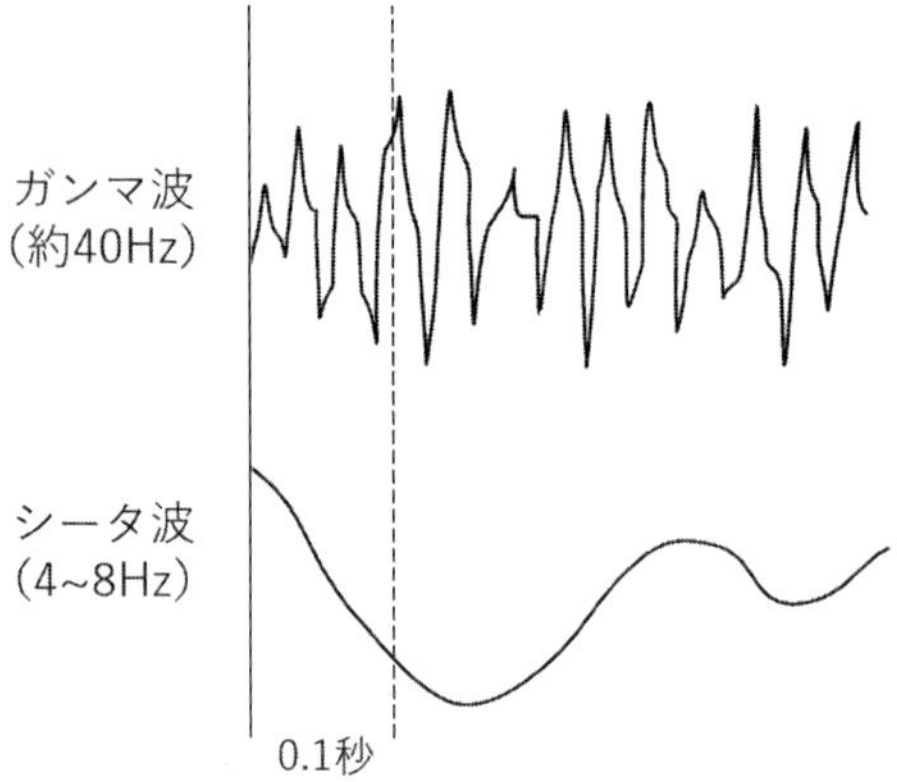

図2-15　ガンマ波およびシータ波の時間変化　TenHouten et al.（2022）

同期することで統合され、たとえば赤くて傾きのある1本の線として知覚することができると考えられる。

現在では、シンガーらの主張は多くの実験によって支持されている。さらには、対象に注意を向けると、その対象を処理している高次視覚野のニューロン活動が大きくなるだけでなく、ガンマ波の振幅が大きくなり、活動の同期が強くなることが明らかにされている。

それでは、何かに注意を向けるとき、私たちの脳内ではどのような神経反応が起こっているのだろう。

すでに述べたように、予測誤差を出力するニューロンは脳の比較的表面に近いところに存在する。この表面に近いところのニューロンの反応を変化させる、アセチルコリンという物質が知られている。反応を変化させる意味で、アセチルコリンは神経修飾物質に分類される。

アセチルコリンが予測誤差ニューロンに送られてくると、予測誤差ニューロンの活動が大きくなる。そのため、知覚の状態も大きく修正される。逆に、アセチルコリンが送られない予測誤差は、相対的に活動が低いままで処理が進まない。予測誤差を大きく扱うことで知覚の質を変える（たとえば信号の色をよりはっきり見る）、これが注意の重要な役割だといえる。

次にガンマ振動と同期について説明しよう。ニューロンには興奮性ニューロンと抑制性ニューロンがある。興奮性ニューロンが活動すると、そこにつながる別のニューロンの内部電位を上昇させることができる。一方、抑制性ニューロンが活動すると、それにつながる別のニューロンの内部電位を低下させることができる。人にたとえると、興奮性ニューロンはおだててくれる友人、抑制性ニューロンは押さえつける上司のような存在かもしれない。

図２‐16を見てみよう。いま、興奮性ニューロンと抑制性ニューロンは、互いにシナプス結合がある状態だ。もし興奮性ニューロンに入力があれば、興奮性ニューロンが活性化する（①）。それが軸索を通じて（②）、その先の抑制性ニューロンを活性化させる（③）。すると、そのニューロンからも電気信号が伝わり（④）、これが抑制的に働くため、（活性化していた）興奮性ニューロンの電位を下げる（①）。興奮性ニューロンの活動が低下すると、抑制性ニューロンを活性化させていた信号もなくなるため、今度は活性化していた抑制性ニューロン

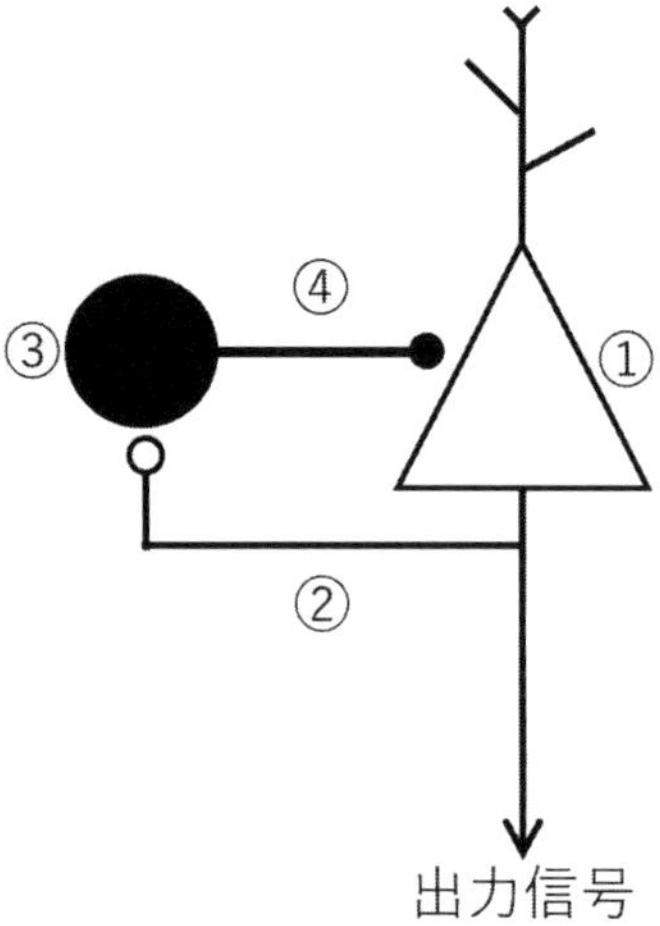

図2-16　ガンマ波が生じる仕組み
①は興奮性ニューロン（錐体細胞）、③は抑制性ニューロン、小さい白丸は興奮性シナプス、小さい黒丸は抑制性シナプスを表す。

の活動も低下する（③）。その結果、興奮性ニューロンに対する抑制が弱まり、興奮性ニューロンは活動を再開するというサイクルを生む。このように、ニューロンは興奮と抑制のバランスを保ちながら活動をしている。

図2-16は二つのニューロンで表現しているが、実際は一つのニューロンには多くのシナプスがあって、他の多くのニューロンと結合している。これは、予測誤差を出力する興奮性ニューロンでも同様だ。

さらに、そこにつながる抑制性ニューロンが近傍の複数の興奮性ニューロンから入力を受け取っている構造があるから、先述のように、予測誤差を出

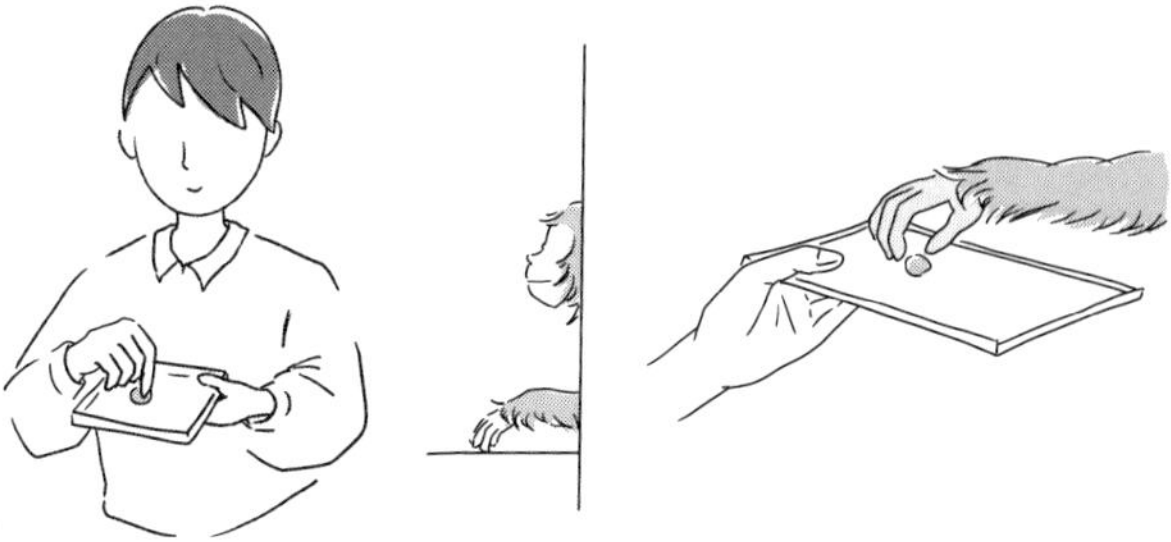

図2-17　ミラーニューロン

力するニューロンの活動のタイミングを同期させることになる。この電気活動の同期により、ガンマ波が生じる。またアセチルコリンによってガンマ波の振幅も大きくなる。

視覚と運動を統合するミラーニューロン

1992年、神経科学の分野にはある大発見があった。イタリアのパルマ大学生理学研究所のジャコモ・リゾラッティがサルの運動ニューロンを調べていたとき、偶然にも、ミラーニューロンと呼ばれるニューロンの存在を発見したのだ。

運動ニューロンは通常、自己が運動する直前に反応することが知られていた。リゾラッティらが運動関連領野で発見したニューロンももちろん、自己が運動（たとえば餌をつまむ）を行う直前に反応した。ただし、それだけではなく実験者が同じ運動（餌をつまむ）をしているところを「見る」だけでも反応したのだ（図2-17）。これは鏡のようなニューロンという意味で、ミラーニューロンと名づけられた。

なぜミラーニューロンは大発見だったのか。それまでは、私たちの脳は他者の行為を見るだけで、それを理解していると考えられていた。ところが、ミラーニューロンの発見により、実は他者の行為を自己の運動に照らし合わせて理解していることが明らかとなった。私たちは、他者の行為を自己の身体を通じて把握しているのである。いわば「体でわかる」のだ。今ではこのような現象は脳のさまざまな機能で見つかっている。一般に「身体性」または「身体化による認知」と呼ばれるもので、脳の本質の一つだといえよう。

そしてもう一つの本質は、まさに本章で探究してきた「予測」機能だ。ワインクーラーに入ったボトルを取り出す場合を考えてみよう。まず、手を伸ばす際の腕の動きに応じて、筋感覚が変化する。ボトルに触れれば、触覚信号も変化する。さらに、こうした動作やボトルの動きは眼から、ボトルの音は耳から入力され、視覚や聴覚信号も変化する。これら感覚のすべてを、私たちはつねに予測している。

一見複雑そうに思えるミラーニューロンの仕組みを考える際、これまで見てきた予測符号化（予測誤差の最小化）の方法、そして運動が少し未来の自己受容感覚（筋感覚）を予測する信号によって作られていることを思い起こそう。たとえば、人がボールを投げている場面を見たとしよう。投げるという動作を符号化したミラーニューロンは、自分が投げるときに活動する。同時に、他人が投げている姿の視覚情報によっても活動する（図2-18）。

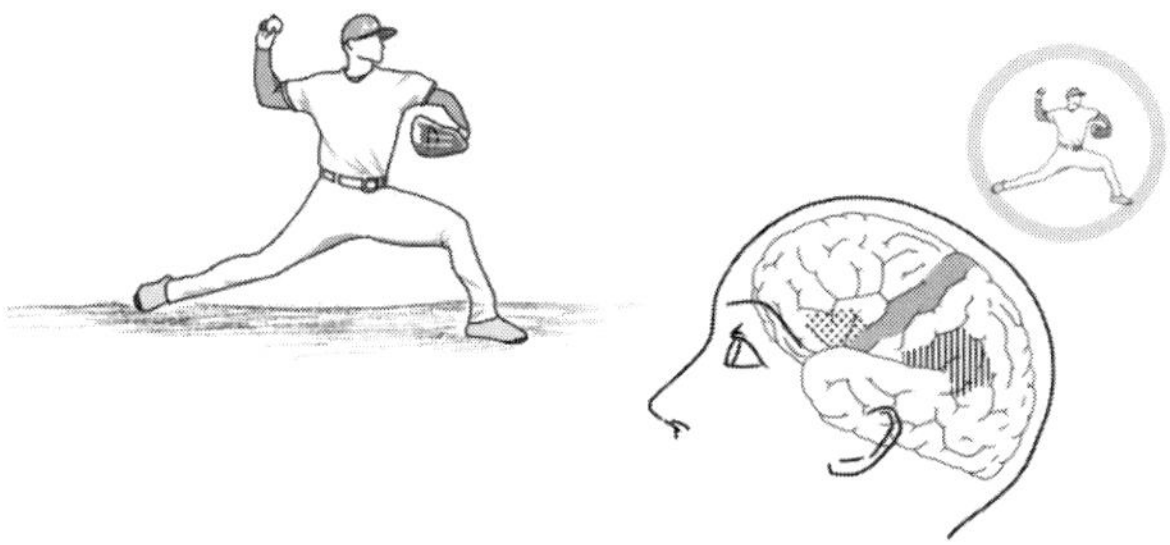

図2-18　ミラーニューロンによる他者動作の理解

さらに、そのときミラーニューロンから、視覚および自己受容感覚の予測信号が出力される。本章「運動制御」で述べたように、自己受容感覚の予測信号とは、まさに運動そのものを指定する信号である。実験からは、ミラーニューロンは運動のゴールを予測していることもわかっている。

私たちが他者の動作を見て理解しているとき、しようと思えば他者の動作を模倣する（真似る）ことは簡単だ。だが、ミラーニューロンは他者の動作を見ているときに活動するものの、我々は他者の動作を自然に模倣してしまうことはない（前頭葉の障害で脅迫的に他者動作を模倣する疾患もあり、自閉症では他者の質問に答えないでそのまま言い返すエコラリアも見られるが）。なぜだろうか。答えは、運動信号が出ているにもかかわらず、その精度が低いために模倣（運動）が生じないからだ。

これは、先に述べた注意機能と関係する。本章「注意機能とニューロン反応の同期」では、注意の機能とアセチルコリンについて紹介した。しかし、運動信号の精度を制御するのはアセチルコリンでなく、ドーパミンという別の神経修飾物質である。私たちが他者の動作を見ている際は、注意は視覚信号（の予測）のほうに向けられるから、出力である筋感覚の予測信号には注意が向かない。そのためドーパミンによる修飾が小さくなって、出力の精度が低下する。脳では、精度の低い情報は無視される。その結果、模倣は生じないと考えられる（ドーパミンによる精度の制御については、第4章と第6章でも説明する）。

一方で、視覚信号に注意が向けられると、他者動作の運動軌道の予測や、運動の目的を予測することができ、そこから他者の動作の意図まで推論することが可能になる。

重要なことは、他者が動作しているときには「他者の」ミラーニューロンが活動し、自分がその動作を見ているときも「自己の」ミラーニューロンが活動しているので、まさに他者の動作を推論しているときには、二人の脳のあいだで信号の同期が起こっているのである。実際、そのデータは生理学的に確認されている。ミラーニューロンは、まさに二者間をつなぐ無線通信のような役割を果たしており、社会的絆形成の基本メカニズムであると考えられている。

まとめ

私たちは知覚と運動を繰り返し、変化する環境の中で適応的に生きている。網膜像から得られる感覚信号の予測誤差を最小化することによって環境の状態を知覚している。

また未来の筋感覚を運動野から脊髄運動ニューロンに送り、反射弓を通じて望ましい運動を実現している。これも予測誤差最小化によって説明される。

アセチルコリンやドーパミンなどの神経修飾物質がそれぞれ予測誤差の大きさと予測信号の精度を大きくすることにより、注意を働かせたり、正確な運動を実行することができる。

ミラーニューロンによって、他者の運動と自分の運動を呼応させ、他者の動作を模倣することも可能である。ミラーニューロンは他者理解を起点に、社会の絆を作る働きがある。

コラム1　感覚統合——異種感覚を統合する

第2章で取り上げた、自宅に宅配便が届いていないという例を思い出そう。私たちはこの原因探しをする。このとき、宅配便が届いていないという事象のみを用いて、原因は交通渋滞が起きていると結論づけるよりも、もっと推論の正確さを高める方法がある。そう、もろもろの事象を組み合わせることだ。たとえば昨晩から、大雪が降っているなど。二つ以上の手がかりを用いてベイズ推論することで、推論の正確さはより向上する。

感覚においては、一つだけでなく二つ以上の感覚を組み合わせることで、より正確に推論することが可能だ。服を買う前には、見るだけでなく手に取ってみるだろう。視覚と触覚情報を統合することで、より正確な質感や形状を確認しているのだ。あるいは、料理では視覚や触覚だけでなく嗅覚や聴覚も利用するし、味見をして味覚も利用する。ベイズ推論の仕組みを知らずとも、私たちは異なる種類の感覚を組み合わせることで、対象物の正確な理解に努めている。

異種感覚の統合については、これまでに膨大な研究データが集積されている。１９９６年マックス・プランク研究所のハインリッヒ・ビュルトフらが、異種感覚の統合でもベイズ推論の考え方を用いることで、多くの実験データを説明できることを示している。たとえば私たちが服を手に取ったとき、脳には視覚と触覚情報が入力されるが、同時に、それぞれの感覚に関する信頼度もつけ加わるらしい。

たとえばテレビでニュースを見ているとき、原稿を読み上げる声はアナウンサーの口元から発せられているように感じてしまう。音源の位置は口元だと知覚してしまうのだ。だが実際はテレビにあるスピーカーである。なぜそのように知覚するのか。それは、音源の位置に関する聴覚情報の信頼度が低いからだ。

つまり、聴覚情報からは、音源はスピーカーだと推定しているものの、聴覚情報の信頼度が低く見積もられる。結果として、スピーカーという選択肢はほとんど無視されてしまい、結果的に視覚情報（音源は口元）が採用されるからだ。この現象を腹話術効果という。なお、この信頼度はニューロンのレベルだと予測誤差の精度に相当する。予測誤差の精度が低ければ、誤差があっても無視されるか、あまり修正されない。

ところで、私たちが自分の手の位置をどう知覚しているかということも研究されている。

手の位置は腕の自己受容感覚（筋感覚）、そして手の視覚情報を参考にしていることが実験的に証明されている。この二つを感覚統合し、私たちは手の位置を知覚しているのだ。

このように、異種感覚の統合では、二つ以上の感覚を受動的に受け取るだけでなく、私たちの脳はそれぞれの信頼度をもとに情報の重みづけを変えることで、外界を知覚しているのである。

第3章　感情と認知

　感情という言葉から、皆さんはどんなものを思い浮かべるだろうか。たとえば、一つの仕事をやり終えたときの安堵と清々しさ。それを誰かと分かち合うときの、嬉しさや高揚感。人間にはさまざまな感情があり、刻々と変化している。その一瞬一瞬を感じ取り、私たちの意識にのぼる。動物にも感情はあるだろうが、ここまで複雑な感情を知覚しているのは、おそらく人間だけだろう。感情はどこから生まれ、どのように知覚されているのか。本章では、感情と認知、これにまつわる脳の仕組みを考えてみたい。

感情に関する脳研究の夜明け

　先に紹介した生理学者ヘルムホルツが視覚研究に邁進していた頃、心理学者・哲学者のウィリアム・ジェームズは感情に関する有名な理論を発表した。ジェームズはかつてヘルムホルッから生理学を学んだ人物で、ハーバード大学で生理学の講師を務めるなどしていた。

ジェームズの理論を一言でいえば、何らかの環境の変化により体の反応（例えば心拍数の増加）が引き起こされ、それが脳に伝わった結果、感情を体験するという主張だ。つまり、生理的変化は感情に先行して起きるという。生理的変化は筋肉、皮膚、内臓を含むあらゆる器官や組織から信号として脳に送られるが、彼はとりわけ内臓が重要な役割を果たしていると考えた。1884年のことである。当時、医師のカール・ランゲも同様の理論を考えていたので、現在ではまとめてジェームズ・ランゲ説と呼ばれている。

時を経て1927年、ハーバード大学の生理学者ウォルター・キャノンは、博士課程の学生だったフィリップ・バードとともに、キャノン・バード説を提唱する。これはいわばジェームズ・ランゲ説への反論といえるもので、体の反応は感情の「結果」であって、中枢神経系（脳）が感情を引き起こすのだという主張である。

それを証明するために、さまざまな実験もなされた。一般に、人間も動物もアドレナリンという物質を投与されると、典型的な生理反応（たとえば血圧の上昇、心拍数の増加など）が誘発される。こうした変化は、もちろん、特有の激しい感情状態のときにも起こるものだ。ところが、内臓の変化がアドレナリンの注射によって人為的に誘発された場合には、先のジェームズ・ランゲの感情理論で示されたような感情の変化は起こらなかったという。

ジェームズ・ランゲ説に対するキャノンの基本的な疑問は、わからなくはない。生理反応といってもあまりにも未分化で、これによって私たちが持つ多彩で豊かな感情のすべてを説明できるのだろうか。

さらに半世紀が過ぎ1980年代に入った頃から、徐々に、今度はキャノン・バード説への反証が示されてきた。とりわけ、感情の仕組みが明確になってきたのは、2010年代になってからのことである。すなわち、内臓信号が私たちの感情体験に不可欠かどうかという問題に対しては驚くことに、ほぼ1世紀にわたって未解決のまま残されてきたのだ。

感情はどのように決定されるのか

ある興味深い研究を紹介したい。スタンリー・シャクターとジェローム・シンガーによる、1960年代の実験だ。この実験では、参加者にある薬剤——血圧や心拍数を上げる作用があるアドレナリン——が投与された。だが、この薬剤に関する説明は、（参加者に内緒で分けた）三つのグループそれぞれで異なっていた。

たまたま第一グループになった人は、本当の情報、つまり血圧や心拍数を上げる薬剤だと聞くことができた。だが、第二グループの人には何の説明もなされず、第三グループに至っては、「スプロキシンというビタミン剤が視力に与える影響を調べます」という嘘の説明を

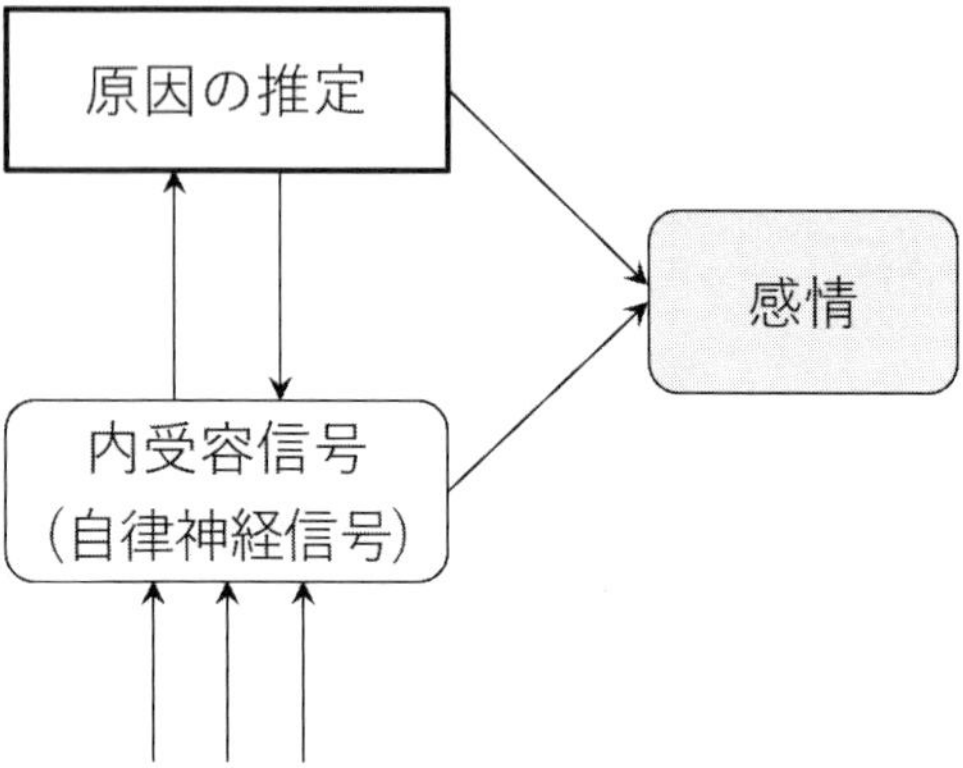

図3-1　感情二要因論の概念図

聞かされた。もちろん、いずれのグループもアドレナリンが投与されたのは同じだ。なお、比較のためプラセボ群、何も効果の出ない物質を投与された人たちもいた。

実はこの実験ではある仕込みがあり、サクラがわざと参加者たちを怒らせる言動をする。その出来事のあと、参加者は脈拍測定と、頭痛や動悸、ふるえなどの自己評価をしたり、自分に湧き起こった感情を評定した。とはいえ、参加者はこんな裏事情はつゆ知らず、たまたま腹立たしい出来事に出くわしたに過ぎなかったわけだが。

さて、この実験で何がわかったのか。意外にも、正確な情報を聞いた第一グループでは、生理的興奮（および怒りの自己評価感情）が低かった。だが、何も説明を聞かされなかったか、嘘の説明を聞いた第二、第三グループでは、逆に、大きな生理的興奮が見られたという。

つまり、ある感情が芽生えるために生理的変化も必要だが、重要なのは原因の理解だ。アドレナリンで興奮状態になっても、それが薬の作用だとあらかじめ聞かされていれば、サクラの言動にそこまで振り回されることはない。

このように、シャクターらは、感情が内臓状態の知覚とその原因の認知という二つの要因によって決まるのだろうと考えて、感情二要因論を提唱した（図3－1）。これは、先のジェームズ・ランゲ説を発展させた理論ともいえよう。そして第2章を踏まえると、「感情状態は、内的要因と外的要因に関する推論によって決定される」といえる。

外環境と内環境

私たちが感情を言い表す際、思いのほか内臓を使う表現が多い。腸《はらわた》が煮えくり返る、心臓をわしづかみにされる、肝を冷やす、胸が高鳴る、いくつも思いつく。内臓と感情には結びつきがありそうだということは、なんとなく感じられよう。以下では、脳と内臓の関係について考えてみたい。

第2章では、私たちの脳は無意識的推論という方法で、環境という隠れ状態を推論し、その結果を知覚していることを紹介した。さらに、自ら運動することによって、環境に働きか

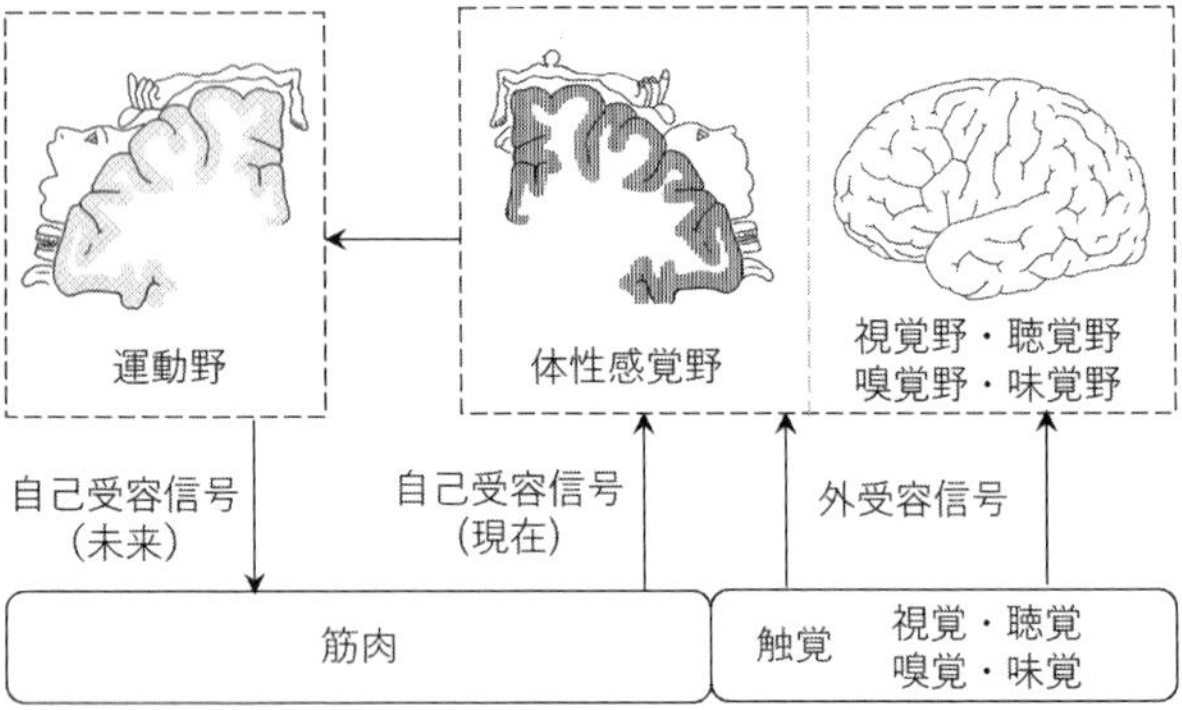

図3-2　感覚神経信号と運動神経信号の流れ

けていることにも触れた。頭蓋骨内に大切にしまわれた脳という器官が、外界を直接的に見たり触れたりできないという切実さから、何とか外環境を把握しようと編み出された戦略といえる。そして、戦略の基礎となる感覚として、知覚の場合は五感（視覚・聴覚・味覚・嗅覚・触覚）、運動の場合は筋関節の感覚・平衡感覚がある。

先に、出来事から原因を推論する方法（ベイズ推論）と、脳が外界を把握して推論する方法が同じであることを強調してきた。それでは、内臓について私たちの脳はどのように把握しているのだろうか？

実は、答えは「同じ」なのだ。体の中のことを、脳は直接把握できるわけではない。そう、脳からすると体の中の状態は隠れ状態になる。そのため、脳は常時、内臓から送られてくる感覚信号をもとに、内臓状態を推論している。ちなみに、血管や内臓な

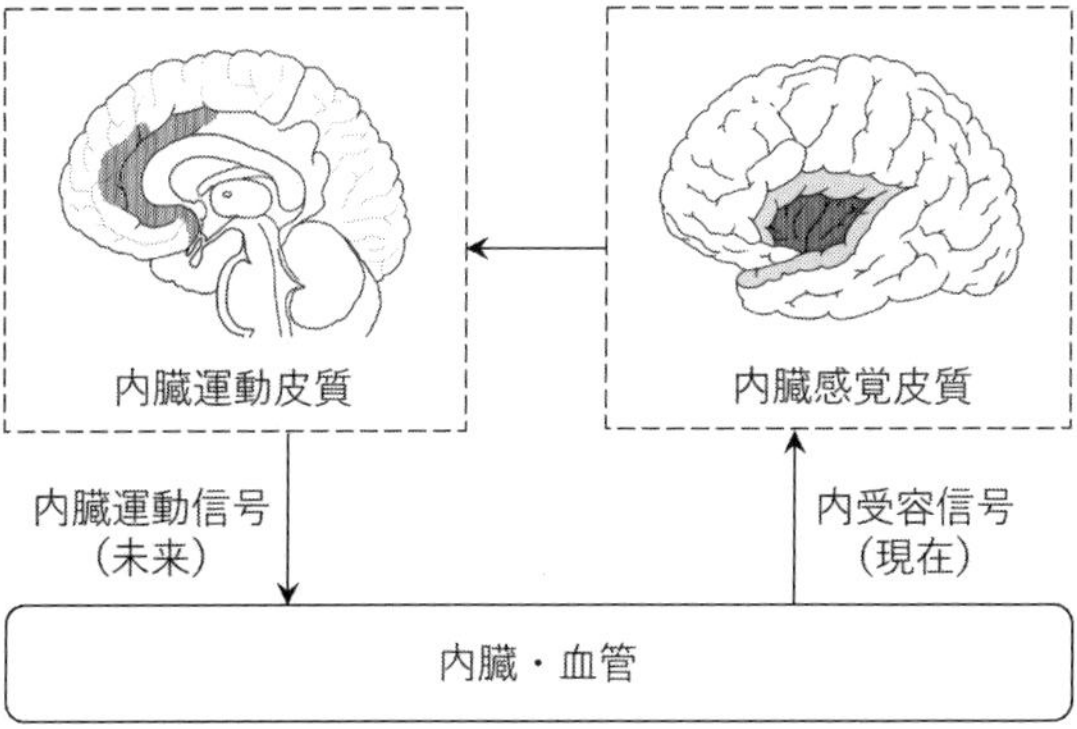

図３-３　自律神経信号の流れ

どの身体内部の環境を、外環境に対比して内環境と呼ぶ。

脳は自律神経（交感神経、副交感神経）を介して内臓をコントロールしている、このことは古くから知られていた。しかし、どのように働いているか、詳細なメカニズムまではわからなかった。図３-２を見てほしい。五感の感覚信号は脳へ送られ、その予測によって知覚が生じる。感覚信号に直接関わるニューロンは、感覚神経と呼ばれる。一方、運動に関わるニューロンは運動神経と呼ばれる。感覚神経と運動神経、この二つは外環境の把握と働きかけに寄与する。

他方の内環境については、内臓や血管の状態を伝えるのも、それに働きかけるのも、どちらも自律神経である（図３-３）。脳は自律神経を通じて内臓から送られてくる信号（内受容信号）から、内臓の状態を知覚する。また、自律神経を通じて内臓に運動信号を送り、内臓の状態を変化させる。そして、内臓の知覚に携わる脳部位を「内臓感覚皮質」、内臓に運動信号を送る脳部位を「内臓運動皮質」と呼ぶ。

内臓運動皮質の役割は、第1章で触れたホメオスタシス（生体恒常性）の設定値を変更することだ。ここからは、内臓感覚皮質と内臓運動皮質の役割を詳しく見てみよう。

内臓状態の知覚と運動

生物はみな、内環境、つまり内臓や血管を制御することで生きている。それには、脳が内臓状態を正確に知覚する必要があることは言うまでもない。内臓の知覚はおもに脳の内臓感覚皮質で行われる。もし、外環境に対する知覚に異常があれば、それは幻覚（幻視や幻聴など）につながる。同様に、内臓状態の知覚に不全があれば、それは感情障害（不安障害、パニック障害など）をもたらすことが知られている。

私たちが知覚しているものは、感覚信号や内臓信号そのものではない。それらに対する予測信号であり、隠れ状態の推論結果に相当するものだ。もし感覚信号そのものを知覚できるならば、誰しも外環境を同じように知覚するだろうし、知覚に個性が表れたりしない。知覚は、個々の脳が生み出した予測信号だからこそ、決して客観的ではないのだ。

一方の内臓運動皮質は内臓に働きかけ、その状態を変化させる。ふだん、内臓の働きはある一定範囲に保たれている。心臓だと1分間に60〜70回ほど拍動している。この設定値を変更するのが、内臓運動皮質の役目だ。逆に、内臓運動皮質は内臓感覚皮質に（設定値変更後の予測される内臓感覚）信号を送ることもしている。指示通りに変更されているかをチェックするためだ。

たとえば、あなたが電車に間に合いそうにないからと、ホームへの階段を駆け上がっているとしよう。相当トレーニングしている人でなければ、ホームへ到着するまでに心拍はかなりの速さになるはずだ。このとき、心拍が速まったという情報が心臓から脳の内臓感覚皮質に伝えられる。すでに、内臓運動皮質から内臓感覚皮質に向けても、設定変更を確かに行いましたという情報も送られているから、両者を比較して誤差を検出することができる。

ホメオスタシスとアロスタシス

1857年、ソルボンヌ大学の生理学者クロード・ベルナールによって、内環境の調節についての新しい概念が提唱された。彼は、すべての生命維持機構には、内環境の状態を一定に維持する機能があると考えた。それからおよそ1世紀のち、ハーバード大学のキャノンは、この機能を「ホメオスタシス」（生体恒常性）と名づけた。

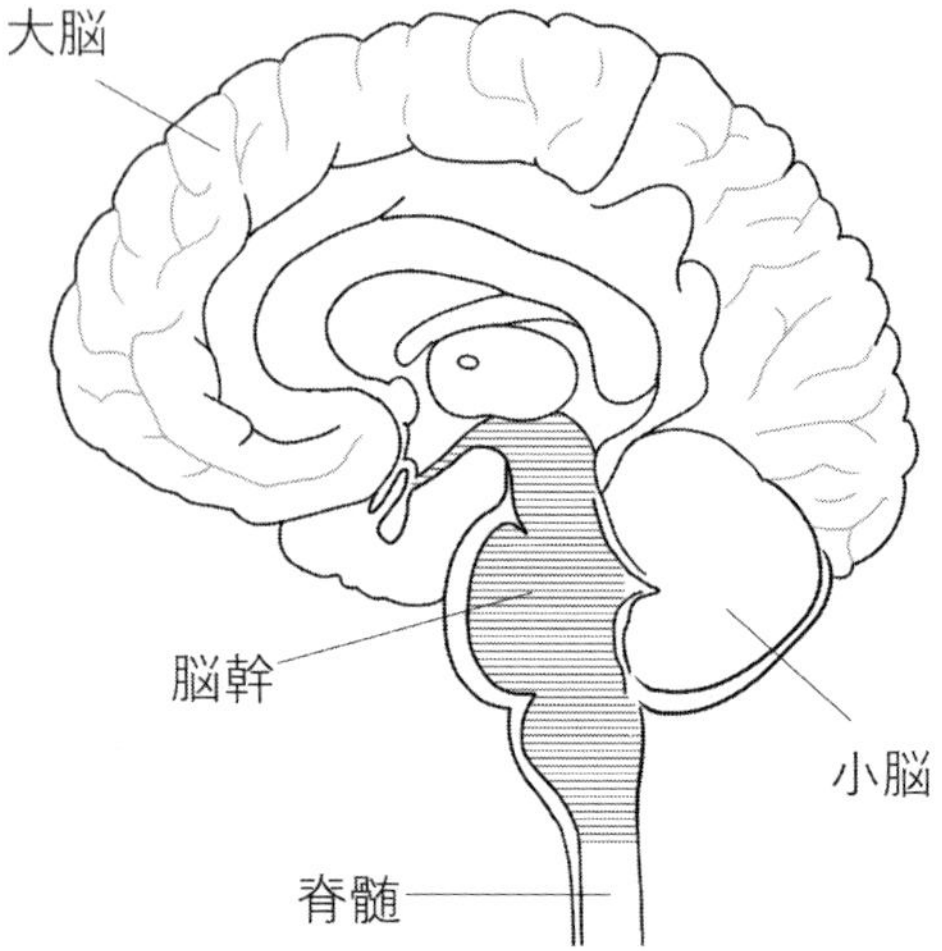

図3-4　脳幹の位置

詳しく見てみよう。体内には体温や血圧などいくつもの内環境をモニタリングするセンサが備わっている。そして、モニタリングしている指標が設定値から逸脱したときは、その誤差を小さくするように反射機構が働く。こうして生命維持に必要な機能は一定に保たれ、私たちは生きることができている。仮に、ホームまでの階段を駆け上がったとき、心拍数がいっさい変わらなければ、脳はたちまち酸素不足に陥るだろう。ひどい場合には意識を失いかねない。

モニタリングの指標には、体温や血圧、血中酸素量などいくつもあるのだが、これらの指標はそれぞれに平均値と分散を持つ確率分布だと捉えられる。興味深い

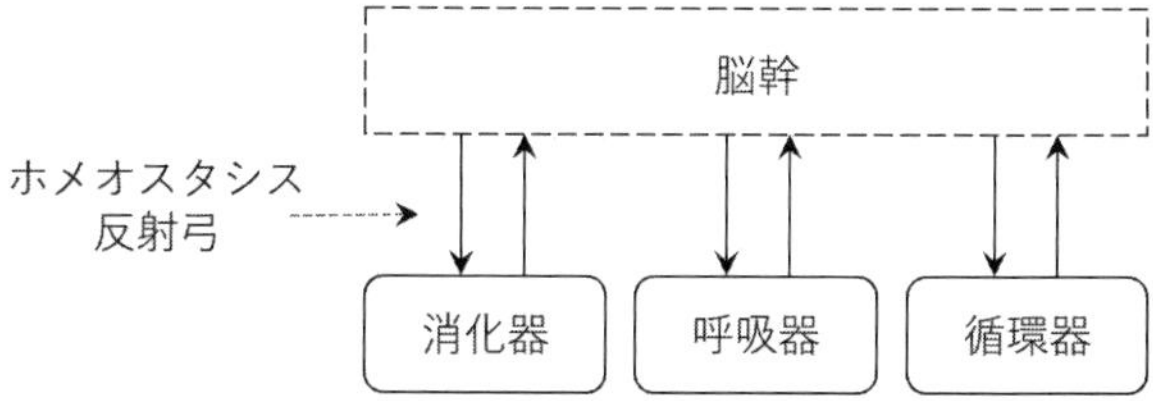

図３-５　ホメオスタシス反射弓の信号の流れ

ことに、これは長い進化の過程で決められてきたもので、設定値は動物種固有であり、遺伝的に決まっている。

ところで、運動に関しては脊髄と筋肉のあいだに反射弓があって、いちいち大脳を経由せずとも、迅速に危険を回避できる仕組みを紹介した。これと同様、脳幹（図３－４）と内臓とのあいだにも双方向の結合があり、こちらは「ホメオスタシス反射弓」と呼ばれている（図３－５）。これも第１章で説明した負のフィードバック機構にあたる。さらに、内臓反射には消化器系の反射、呼吸器系の反射、循環器系の反射があり、これらのおかげで生命を維持できている。ベルナールが提唱したホメオスタシスのモデルは、以降の生理学および病態研究を長年支えるところとなった。

そうして１５０年以上を経た２０１２年、ペンシルベニア大学神経科学のピーター・スターリングは、このホメオスタシスを刷新する概念を打ち出した。「内環境の調節モデルの前提であるホメオスタシスには欠陥がある。調節の目的は、体内環境を一定に保つことではない。むしろ、生存と繁殖を促進するために、絶えず内環境を調整することである」という主張である。当時、彼は72歳。これを「アロスタシス」（恒常性の予測制御）と名づけた。

生体は、つねに定常状態を目指す反射機能のみで保たれるわけでない。未来のホメオスタシスの混乱を最小限にするため、前もって設定値そのものを変更する働き（アロスタシス）も持ち合わせているという。

こういう例を考えてみてほしい。これから屋外に出るというとき、暑いか寒いかと考えて、衣服の調整をしたことがないだろうか。また、夕方からの打ち合わせは長引きそうだと聞き、始まる前に少し長めの休憩を取ったことはなかっただろうか。今日の気温を調べたり、上着を持って出たり、あるいは打ち合わせ前にお菓子をつまんだり。これらも、アロスタシスの機能といえる。

ホメオスタシスの働きは、あくまでも、ある体内状態が設定範囲からずれた場合に、これを戻す動きに限られる。当然ながら、設定値から外れることが事前に予測できるなら、逸脱までのんびり待ってはいけない。なぜなら、生命に直結する恐れがあるからだ。打ち合わせ終了時に血糖値が下がると予測できれば、事前に血糖値を上げてもよいし、今日は体温が低下しそうだと思えば、上着を着て体を温めておくのもよい。

このように考えてみると、アロスタシスは設定値の変更だけでなく、意識的、無意識的な予防行動を含む、かなり幅広い概念であることがわかる。アロスタシスを多様に組み合わせることで、ホメオスタシスが将来混乱しないようにするのだ。

アロスタシスの仕組み

あなたが今から舞台に立つところを想像してほしい。ダンス、ピアノ、あるいは学会発表。舞台袖にいて、もうすぐ出番だと知ると、心臓がドキドキするし、深呼吸して落ち着こうともする。あなたは、こうした緊張や体の変化は、なるべくなら、ないほうがよいと思うかもしれない。

しかし、よい面だってある。まず、出番が近づいていることを、視覚や聴覚から知る。すると、交感神経の制御によって、心拍数や血圧が上昇する。発表時はふだん以上に酸素や糖が必要になるから、それが間に合うよう血液循環を速めつつ、より多くの血液を脳や筋肉へと送り込む。いわばアイドリングのようなものだ。こうしておけば、のちのホメオスタシスが安寧に保たれる可能性がある。

さて、こうした交感神経や副交感神経といった自律神経の制御はどのようになされるのか。一般には、交感神経が活動することで心拍数が上昇し、副交感神経が活動することで心拍数が低下すると習う。ここでは、自由エネルギー原理に沿って、予測符号化の観点から説明し

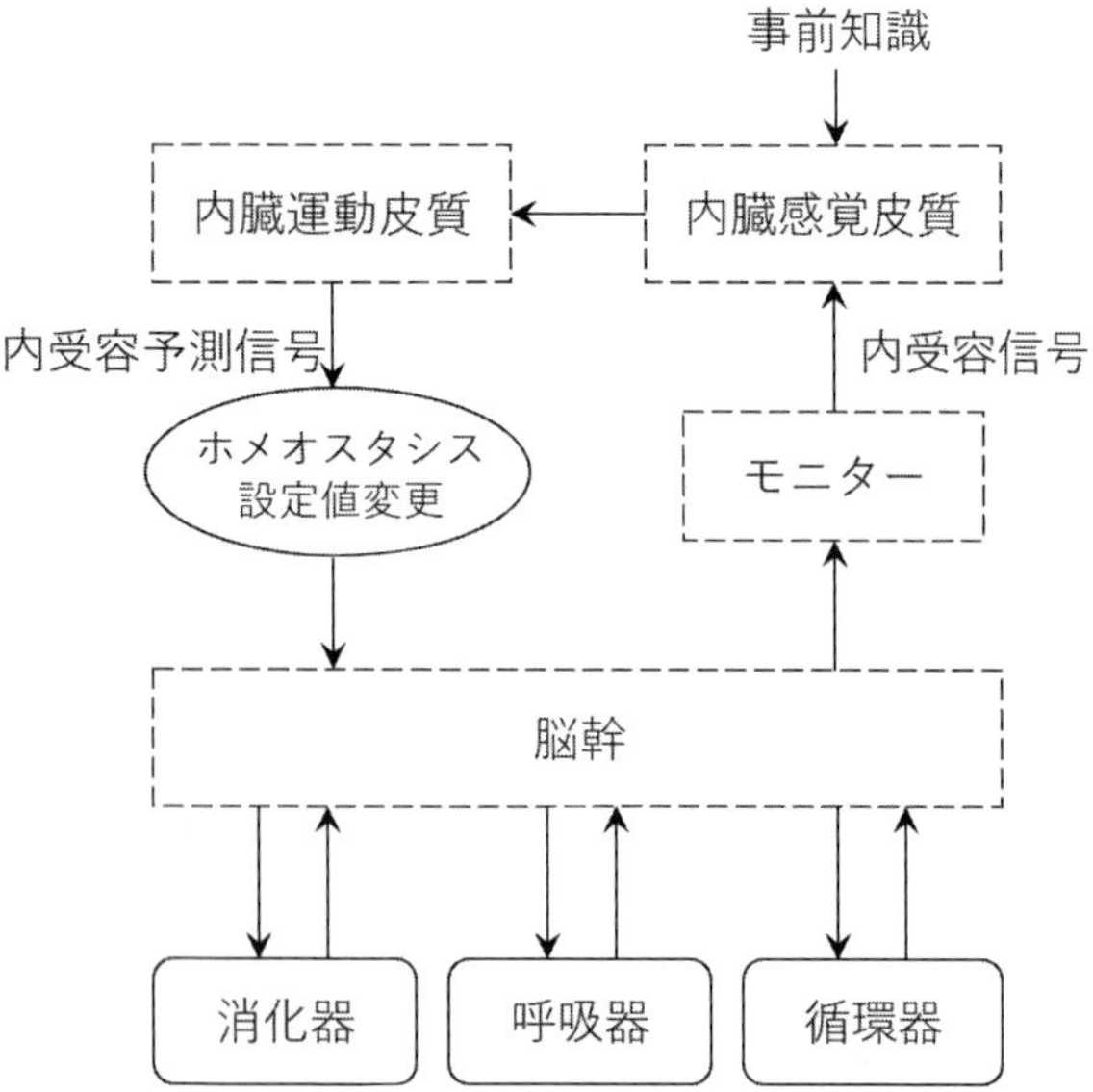

図3-6　ホメオスタシスとアロスタシスに関係する信号の流れ

よう（図3-6）。

　舞台に上がる前、まず、心臓の内受容予測信号を変化させる。これは、舞台発表の最中にもっとも望ましいと予測される内臓の信号だと考えてよい。未来の状態だから、当然、現在の内臓感覚とは誤差が生じる。誤差は、脳幹に伝えられ、ホメオスタシス反射弓によって誤差が最小化され、内環境の（隠れ）状態が変化する。これが自律神経を経由しているというわけだ。第2章で触れた、知覚と運動のサイクルに似ていることがおわかりだろう。

　もう少し複雑な場面でも、同様

のメカニズムが成り立つのが面白い。もし、舞台発表が40分間も続くと知っていたら、あなたは事前にどんな準備をするだろうか。あらかじめ水分を多めに摂るかもしれないし、トイレに行っておくかもしれない。これから40分間に生じる体の変化を意識的、無意識的に感じ取って（経験的に感じ取って）、それに対処しようとする。これもアロスタシスの働きである。

こう考えると、アロスタシスは、未来の不確実性（期待自由エネルギーという）を低下させる行為の選択とも密接な関わりがある。私たちは絶えず、未来を予測して行為を選択している。これは意思決定に他ならないが、アロスタシスと意思決定の関係については第6章で紹介したい。

内受容予測符号化

フリストンの自由エネルギー原理によれば、脳は自由エネルギーを最小化するように働いている。そして、自由エネルギー最小化は、神経回路のレベルでは予測誤差最小化として実現される。

これまで触れてきたように、自由エネルギーを最小化する方法には二つある。一つは知覚。これは、実際に得られている感覚信号のほうに合わせるように、予測信号を変える。もう一つは運動。こちらは、運動によって筋感覚を変えて、予測信号に合うようにする。二つとも、

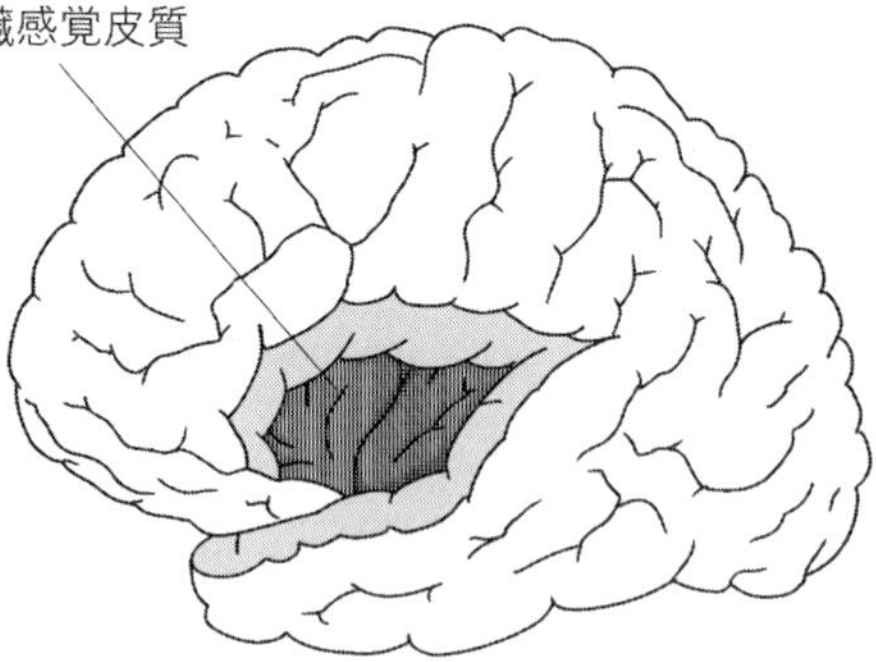

図3-7　**内臓感覚皮質の位置**　側頭葉の後ろの隠れた場所にある

外環境の自由エネルギーを最小化する。
　では、内環境についてはどうだろう。内環境の自由エネルギーを最小化するには、やはり二つの方法がある。一つは内臓状態の知覚。実際に得ている内臓信号に合うように、予測信号を変える。もう一つは内臓の運動。こちらは、予測信号に合うように、ホメオスタシスの設定値（自律神経反射が起こる基準点）を変更する。前者は内臓感覚皮質の働き、後者は内臓運動皮質の働きだった。おそらくは、外環境も内環境も、脳は等しく「外界」だと捉えて、その予測を変えたり、あるいは、働きかけをしているのだ。

内臓感覚皮質の構造と感情

　さて、ここからは内臓感覚皮質と感情の関係を考えていこう。感情については、シャクターとシンガーの研究以降、半世紀にわたって多くの研究が積み上げられてきたが、とりわけ筆者が重要視したのは、2013年にサセックス大学の神経科学者アニル・セスによって発表された感情の理論だ。セスによれば、感情こそ予測符号化理論でもっともよく説明できるという。

少し解剖生理学的な話になるが、内臓感覚皮質での信号処理は、脳の後方から前方にかけて、低次から高次へと進む（図3－7）。この構造は、第2章で見た後頭葉（から側頭葉へ）の情報の流れと似ている。内臓からの内受容信号が送られてくる最初のエリアは、一次内臓感覚皮質と呼ばれ、同皮質内の後方に位置している（後頭葉の一次視覚野に、網膜から視覚信号が来ることを思い出そう）。

その後、内受容信号が低次から高次へと処理される中で、内受容予測が複数の階層レベルで生じる。そして、より高次のレベルでは、内受容だけでなく視触覚などの外受容の手がかりまでが統合される。ここがミソで、外受容の手がかりを得てようやく（といっても脳はこれを一瞬で行うのだが）、内受容予測信号が生じた原因を推定できる。

外環境の知覚については、データ（出来事）から原因が推定できたとき、脳は外環境を知覚することができた。同様に内環境においても、内臓状態とそれを引き起こした原因が推定できたとき、感情として知覚される。これがセスの理論であり、先の感情二要因論を拡張させたものといえる（図3－8）。

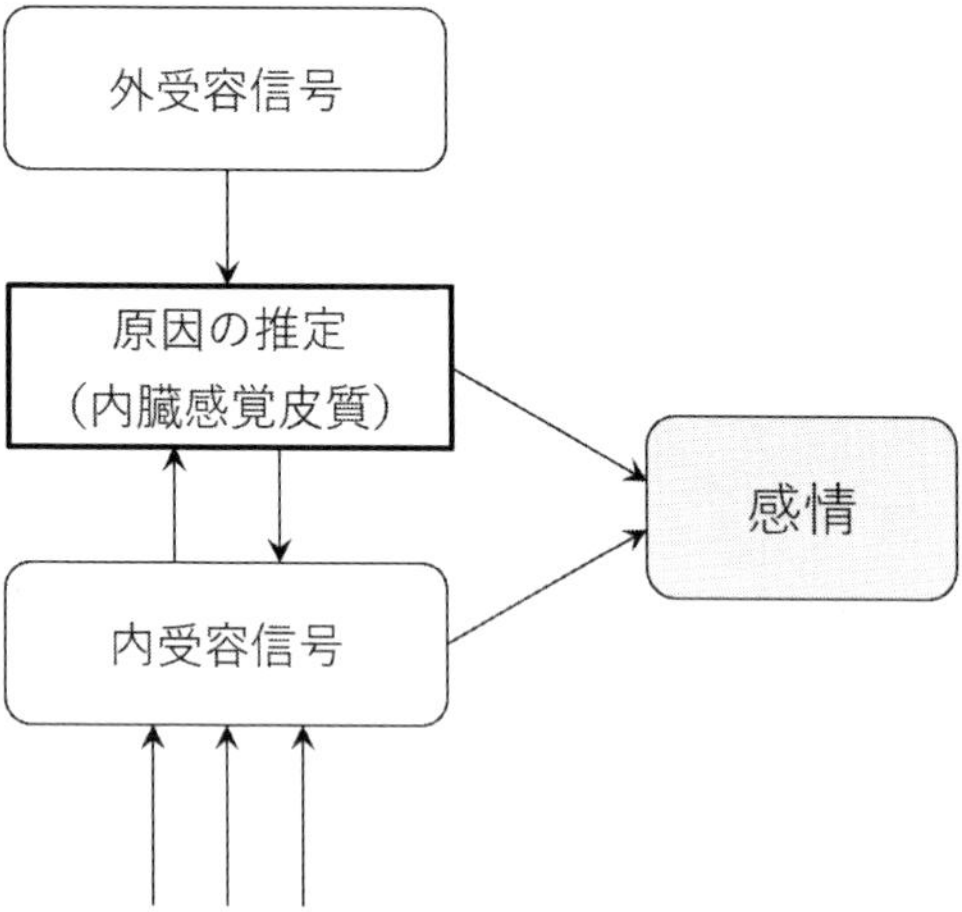

図3-8　感情が生まれる仕組み

こんなシチュエーションで考えてみよう。ある時、上司から相談があると呼び出される。自分には全く思い当たることがなく、あれこれ考え少し不安になりつつ会議室に向かう。その時は、普段よりも心拍が速まっているかもしれない。ところが、上司の相談が業務とは直接無関係な内容——たとえば職場には秘密裏に進める誰かへのお祝いの準備——であったなら、心拍数は落ち着くし、気持ちもずいぶんホッとするだろう。

この場合は、心拍数を低下させた原因が業務と無関係な提案だったことで、安堵の感情を生じさせたことになる。ある内臓状態と、それを引き起こした原因が紐づくことで、感情が生じるのだ。

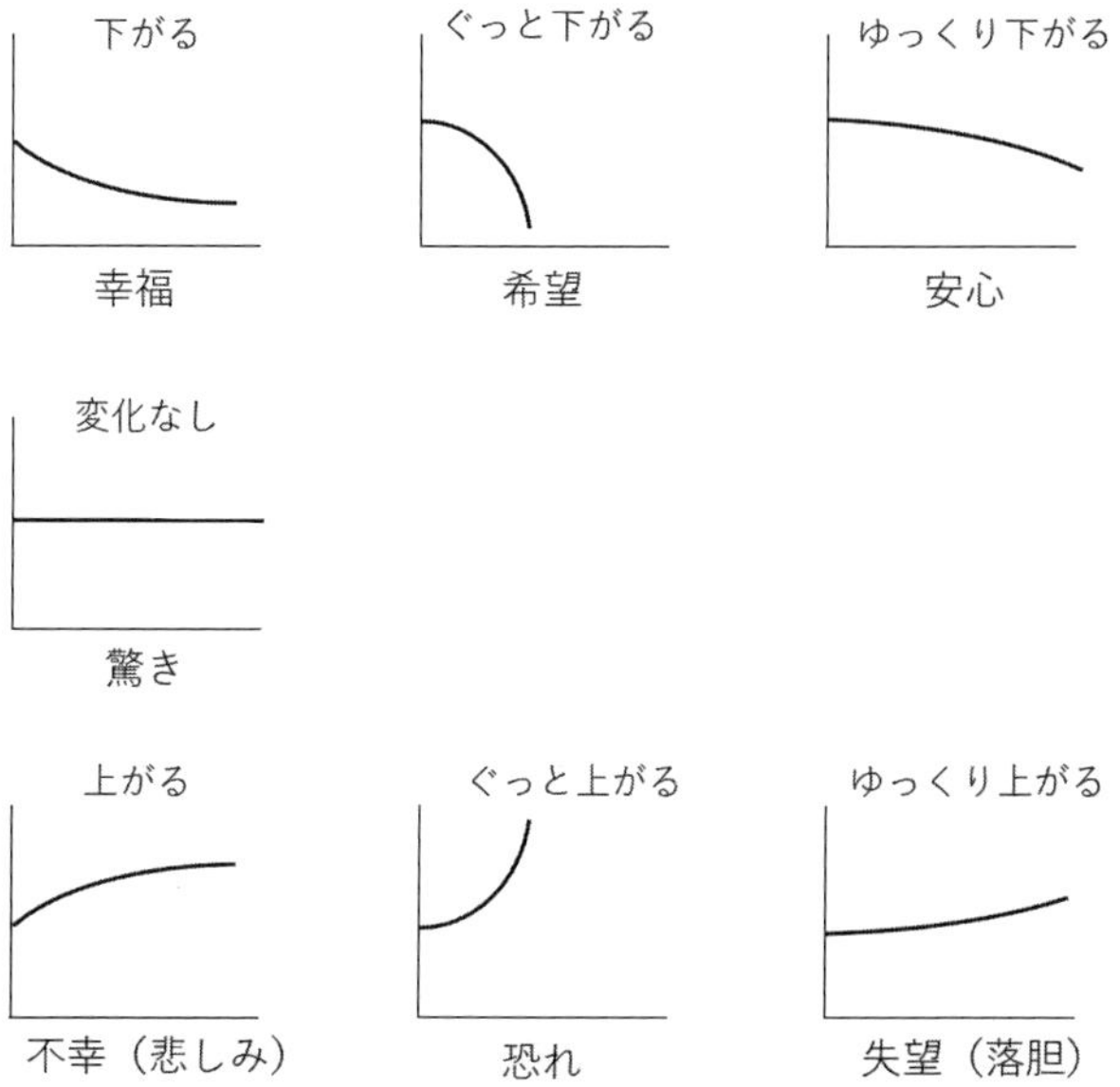

図３-９　**自由エネルギーの変化と感情の関係**
縦軸は不確実性の大きさ、横軸は時間

そして、感情は不確実性と関係する。自分のいる環境が自分の期待通りに動いているときは、不確実性は低下する。期待通りに変わっていかない、あるいは、思いもしないことが起こるときは、不確実性が増加する。この不確実性が低下するときが、私たちはポジティブな感情になり、不確実性が増加するときが、逆にネガティブな感情が生じるという。

２０１３年にイタリアのトレント大学のマテウス・ジョフィリーとジョルジオ・コリ

チェッリが発表した感情理論が興味深いので紹介しよう。この理論では、不確実性がどんな具合に増加あるいは低下するかといった、その時間的特性を重要視する（図3－9）。たとえば、不確実性が加速度的に大きくなっていくときは、恐れの感情が生じる。逆に、加速度的に小さくなったときは、希望が生まれる。先の例では、不確実性は徐々に小さくなったことで安堵の感情が生じた。

内受容感覚と自閉症

たとえば、今、あなたの心臓はどんな速さで拍動しているだろう。通常、心拍数は手首の脈拍でわかる。だが、手首や胸に手を当てたりせずに体の感覚に注意を払ってみよう。どうだろう、心拍が感じられるだろうか。

当然、私たちは自分の体の中を見たり触ったりすることはできない。だから、臓器およびその周辺器官に注意を払い、感じ取ろうとする。これは内受容感覚への注意といえる。

こんな実験がある。参加者に、胸に手を当てたりせず自分の心拍を数えてもらう。また別に、ヘッドフォンから聞こえる音の数をカウントする課題も行ってもらう。すると、ヘッドフォンの音に注意をむけるときとは対照的に、心拍を数えるとき、内臓感覚皮質ではGABA（ギャバと読む）という物質の濃度が一時的に増えることがわかった。GABAは神経の興奮を鎮める働きをもつ物質だ。内臓感覚皮質は、内受容信号と外受容信号を統合する場所だったことを思い出そう。ヘッドフォンからの聴覚信号を抑え、内臓感覚に注意を向けるらしい。ちなみに、うつ的傾向が高い人ほど、このＧＡＢＡ濃度が低いことが示されている。外受容感覚を抑制できないようである。

同じく、心拍を感じ取る実験中、鏡に映った自分の姿を見ていると、その感度が上がる（つまり正しく感じられる）ことがわかっている。これにはさまざまな理由が考えられるが、少なくとも自己の外受容感覚（この場合だと自分の姿の視覚）は、内受容感度に影響を及ぼすようだ。

反対に、内受容感度は体の認知にも影響するらしい。ラバーハンド錯覚という実験を紹介したい。ラバーハンド錯覚とは、ゴムでできた明らかに作り物の手なのに、あたかも自分の手のように感じてしまうことをいう。実験では、実際の自分の手は見えないよう何かで遮蔽され、代わりにラバーハンドのほうが自分の手のごとく見えるよう、巧みに工夫されている（図３－10）。

さて、この実験でわかったことは、内受容感度が低い人ほど、ラバーハンドを自分の手のように錯覚（認知）したということだった。さらに驚くべきことに、ラバーハンド錯覚が生じているとき、本当の自分の手の体温が下がってしまったのだ。脳が自分の手ではないと認

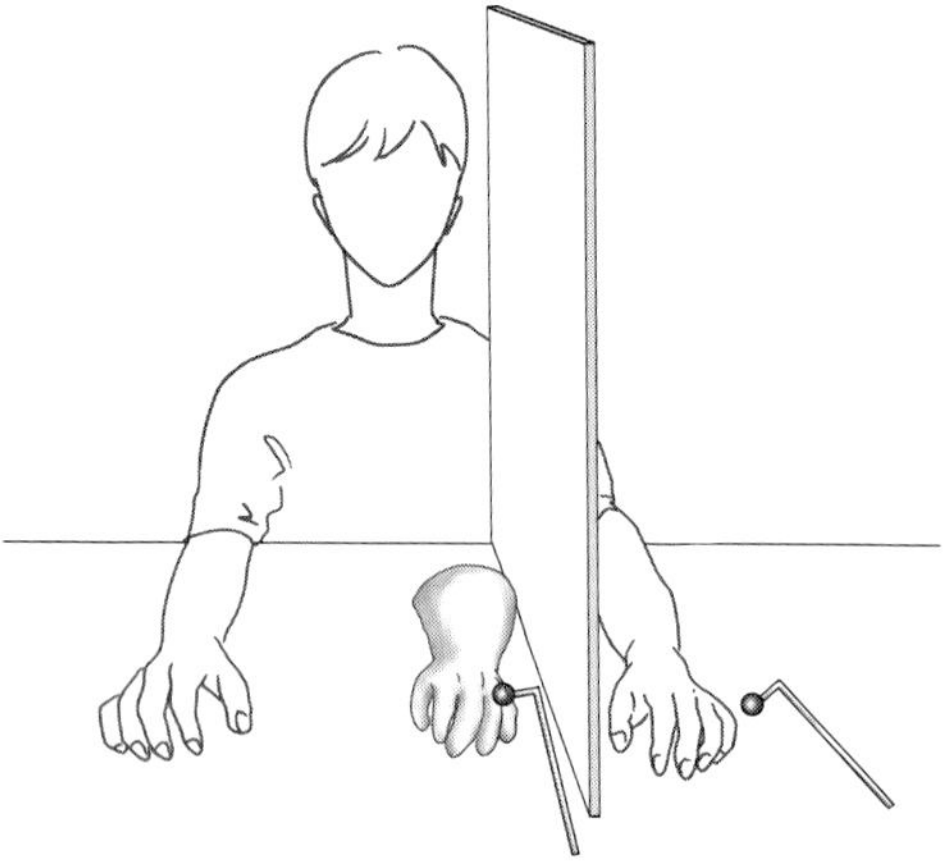

図3-10　**ラバーハンド錯覚の実験**　見えない自分の手と見えているゴム製の手に繰り返し同時に触覚刺激を与える。このような同期した触覚信号により、見えているゴム製の手が自分の手のように感じる

知すると、その手に対する体温調節機能が低下すると考えられる。

繰り返しになるが、内臓感覚皮質は内受容信号と外受容信号を統合する場所である。それゆえ、認知と感情の接点という重要な役割を持っている。これらの実験結果はまた、自分の体のパーツが確かに自分のものだという感覚（身体所有感）は、内受容感覚と外受容感覚の統合がうまくいき、相互に作用し合うことで生まれていることを教えてくれる（第7章参照）。

内臓感覚皮質が重要な働きを担っているということはわかった。では、ここの働きが十分でない場合、どのような影響があるのだろう。

自閉症（自閉スペクトラム症）では、内受容感度が低い一方で、内臓感覚の確信度は比較的高く、そこには大きな乖離が見られる。自閉症の特徴として、社会的コミュニケーションや非言語的なやりとり（表情、視線、仕草など）の不得手さがあるが、特定の感覚に対する過敏さをあわせ持つことも珍しくない。また、ADHD（注意欠陥多動性障害）では、内臓運動皮質の異常が指摘されている。

抑うつ障害は、感情処理やエネルギー調節といったアロスタシスを実行する内臓運動皮質の異常が見られている（うつ病の詳細なメカニズムは乾敏郎『感情とはそもそも何なのか』を参照していただきたい）。すでに述べたように、内臓運動皮質には、適切な予測信号を脳幹に送る役割がある。予測自体に何らかの障害があると、さまざまな症状（食欲不振、眠気、痛覚過敏、疲労感、抑うつ気分など）を引き起こし、最終的にはうつ病を発症させる。

感情の発達

考えてみれば、私たちの感情はとても豊かだ。もの悲しいとか照れくさいなどの言葉は、微妙で複雑な気持ちを表すし、もちろん、自分の感情だけでなく、他者の機微も察知できる。感情というものはずいぶんと、自分と相手、自分と環境とのあいだで多様な働きをする。

こうした感情の理解や表現を、私たちはいつからできるようになったのだろうか。きっと

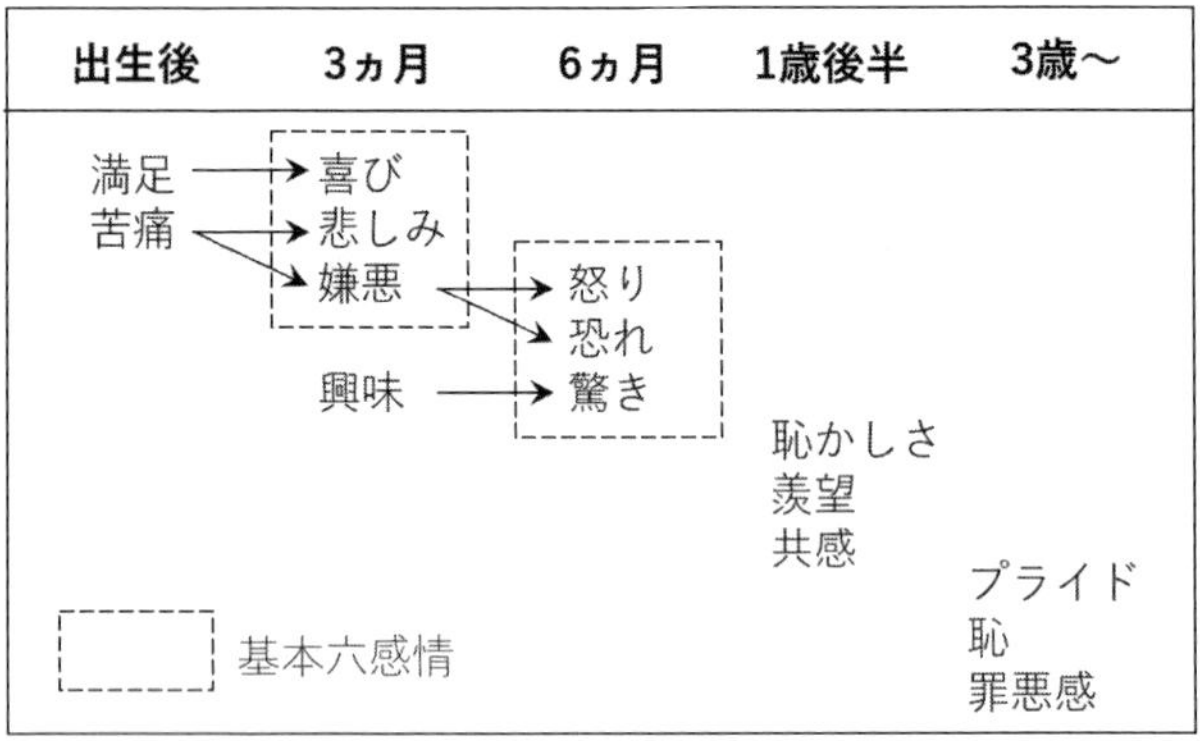

図3-11　感情の発達過程

生後すぐできたわけではあるまい。さまざまな研究から、生後3ヵ月までの赤ちゃんであっても、興味、喜び、悲しみ、嫌悪の表情や行動が見られることがわかっている（図3-11）。そして、6ヵ月になるまでには怒りや驚きが現れ、生後8〜9ヵ月にもなると、「基本感情」と呼ばれる六つの感情（怒り、恐れ、悲しみ、喜び、驚き、嫌悪）が現れるという。ハイハイの頃の赤ちゃんは、喋れないだけで、多様な感情を持ち合わせているらしい。ちなみに、基本六感情とは、人種や文化、育った場所などに左右されず人類共通に見られる感情とされる。

　たとえば、赤ちゃんが見ず知らずの人に抱っこされると、見慣れぬ顔や匂いなど、何らかの外受容感覚が入力され、相応の内臓状態になるよう制御される。その結果、嫌悪の感情が芽生え、赤ちゃんは泣き出す。生後3ヵ月の赤ちゃんが喜びや悲しみを持

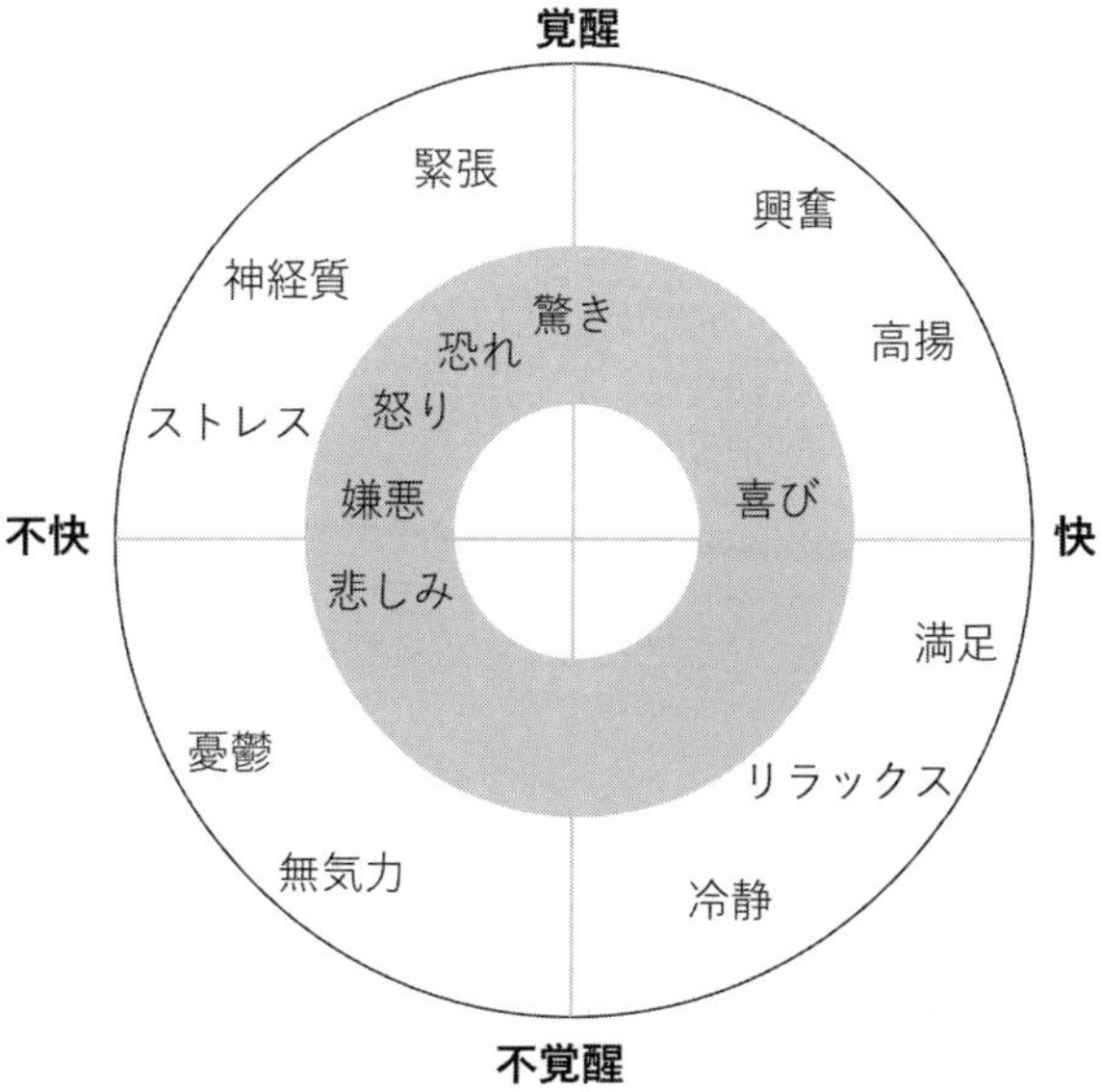

図3-12　感情は、感情価（横軸）と覚醒度（縦軸）の二次元で捉えられる

ち合わせているということは、おそらく、外受容感覚とそれに対する内臓制御、すなわち感情のオペレーティングシステムが、遺伝的に書き込まれているのだろう。それが、成長する中で経験によって複雑に分化していくと考えられる。

一般的に、基本六感情を含むさまざまな感情は、「感情価」と「覚醒度」の二つの次元によって表されることが知られている。感情価は快・不快の程度を表す次元であり、覚醒度は感情の強さを表す次元だ。たとえば怒りの感情。怒りは不快感が強く、覚醒度も高い。一方、悲しみは、不快感は高いが、覚醒度は比較的低い。喜びは快感が強く、覚醒度はやや高いというように、感情を二次元上で捉えることができる（図3－12）。

同様に、基本六感情を、体温と心拍数の変化だけで識別することも可能だ。感情それぞれで血圧、心拍数、呼吸数、ホルモンの分泌量などの変化量も異なるから、そこを利用して、逆に身体の変化を鍵に感情をより正確に判断することも可能だろう。

大人になれば誰しも、常日頃から自分の感情を自覚し、また場面に応じてうまくコントロールすることが求められる。ところが、感情についてはここまで見てきた通り、複雑なメカニズムを経て生起する。また、自分の感情やささいな体の変化に気づきやすい人から気づきにくい人まで、さまざまだ。そこで、種々の生理的変化を捉えて可視化する機器を活用し、自分の体の変化をより細かく捉えるトレーニングも試みられている。感情と内臓はつながっているからこそ、体内部に注意を払いコントロールすることが、感情を手なずけることにつながる。

まとめ

感情は、内臓状態の変化とそれを引き起こした原因の認知によって決定される。特に、内臓感覚皮質と内臓運動皮質の状態によって感情が決められる。二つのシステムは、それぞれ内臓状態の推論と内臓状態の適切な予測制御（アロスタシス）に関わっており、相互作用している。

内受容信号が一次内臓感覚皮質に到達したあと、内臓感覚皮質の中では階層的に処理が進む。この過程で、内臓状態の推論とその状態を引き起こしたと推論される原因が統合される。また、内臓感覚皮質や内臓運動皮質の異常によって、感情障害が生じる。

第4章　発達する脳

発達・学習研究の夜明け

子どもはもちろん、大人になってからも、脳は成長し続ける。とりわけ、生後数年間の発達スピードには、目を見張るものがある。だが不思議なことに、脳は独自の成長プログラムを持つかのように、たとえ潤沢な外部刺激を与えても、一段飛ばしで急かしても、さしてその通りには発達しないものだ。脳の発達には目に見えない何か制約があり、それをコントロールする鍵のようなものが存在するのだろうか。これは哲学や心理学において、長年、重要な問いであった。

1781年、ケーニヒスベルク大学哲学のイマヌエル・カントは、自著『純粋理性批判』のなかで、イギリス経験論者らによるタブララサを真っ向から否定した。タブララサとは、真っ白で何ら知識のない状態をいい、新生児はタブララサの状態で生まれたあと、知識はすべて経験によって獲得するという思想を象徴している。しかし、カントは、人間は生まれながらにして先験的な能力を有しており、時間と空間に対する制約を使いながら、情報を獲得しているのだと主張した。

カントは、実世界と知覚世界を明確に区別していた。その上で、私たちは知覚された世界に生きているという意味で主観的だとした。さらに、知覚と認知のおもな機能が外界の因果構造の理解であることを説き、それがまさに、生まれ持った先験的な能力に由来すると主張した。私たちはここで、あらためて第2章の内容を思い出し、卓越したカントの洞察力を理解したいと思う。

それからおよそ170年後にあたる1949年、ワイルダー・ペンフィールドのもとで研究していたカナダのマギル大学心理学教授、ドナルド・ヘブは、『行動の機構』と題した本を出版する。ニューロンは図4‐1に示すように、シナプスと呼ばれる接合部位でつながっている。この本の中のもっとも重要な指摘は、シナプスの強さの適切な変化こそが、あらゆる学習と記憶の基礎にあるとした点だ。たとえば、ニューロンAとニューロンBという二つのニューロンがあるとする。AとBが同時に活動したときに、AとBのあいだのシナプス結合が強まる、これが学習や記憶の根本にあるとした。これは「ヘブ則」と呼ばれ、現在の学習理論の基礎となっている。とはいえヘブ則が実証されたのは、1970年代に入ってから

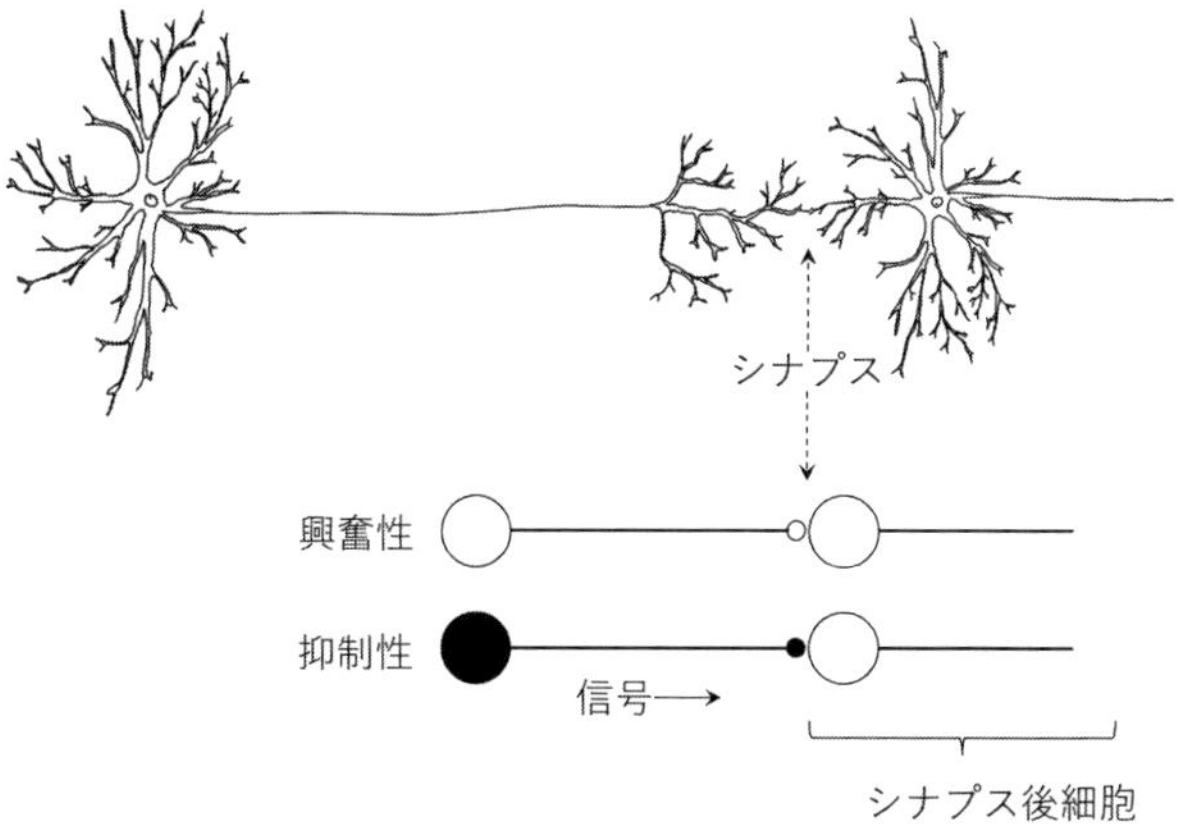

図4-1　ニューロンのスケッチとその記号表現

だった。

　ひとくちに学習といってもさまざまに当てはまる。たとえば、目の前に赤くて丸い果物があり、それを見ている赤ちゃんにそれが「リンゴ」だと教える場面を想像しよう。すでに赤ちゃんの脳では、赤みや丸みの視覚情報に関わるニューロンが活動している。同時に「リンゴ」という声が聞こえると、リンゴという聴覚情報に関わるニューロンも活動する。このほとんど同時に生じた複数のニューロンの活動によって、赤ちゃんは初めてリンゴをリンゴだと覚える。

　あるいは、運動のときはどうだろうか。ボールを投げる瞬間を考えよう。ボールを投げるときの腕の筋肉運動と、その際に腕から得る感覚。運動と知覚の両方はほぼ同時に生じる。その際、運動と感覚それぞれを符号化するニューロンをつなぐシナプス結合が強まり、ボールを投げる運動が学習されるというわけだ。

つまり、学習とは、視覚と聴覚、運動と感覚といったような、別々であった二者の事象がシナプス結合でつながることに他ならない。それゆえ、相関学習ともいう（第2章の生成モデルの学習で登場する随伴性の学習はこの例である）。ちなみに、学習によるシナプス結合の強さの変化を、（経験依存的な）シナプス可塑性《かそせい》と呼ぶ。シナプスには興奮性シナプスと抑制性シナプスがある。興奮性シナプスは信号が伝わると、接続先のニューロン（シナプス後細胞）の電位を上昇させる。逆に、抑制性シナプスは電位を低下させる。信号が伝達されてきたときにどの程度シナプス後細胞の電位を上げ下げするか、それはこのシナプス結合の強さで決まる。だから正確には、興奮性結合や抑制性結合の強さを調節することが学習といえる。

さて、発達を考える上では、ニューロン同士の結合だけではなく、細胞の変化も数多く研究されてきた。1975年、エディンバラ大学動物遺伝学のコンラッド・ワディントンは、一個の受精卵（万能細胞）が細胞分化し、のちに筋肉や神経といった体細胞になっていく特殊化の過程をモデル化した。これは、ランドスケープモデルというもので、丘のように後成的な地形が形成されるイメージである。すなわち、細胞分化というプロセスは、丘の頂に置かれた幹細胞が、ある一つの谷に向かってゆっくりと下り落ちていくように進んでいくさまを表現したモデルだ（図4-2）。

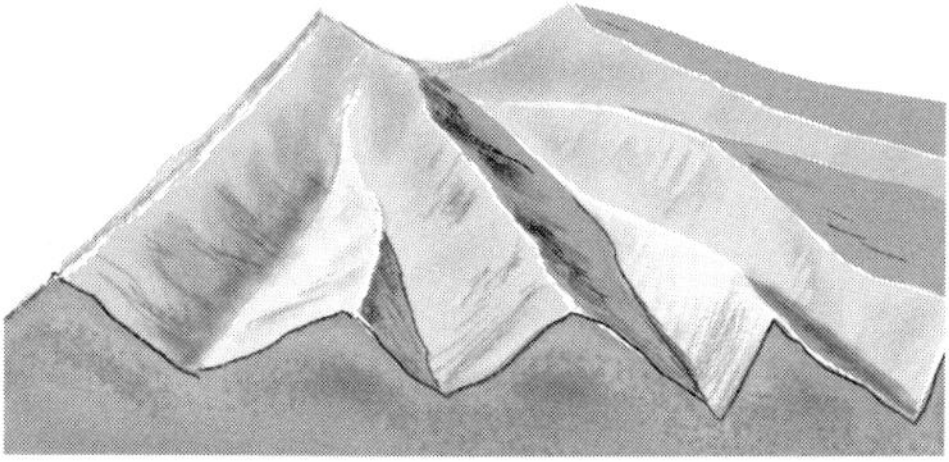

図4-2　ワディントンのランドスケープモデル

ランドスケープの地形にあたるものは、細胞外の環境的な要因だ。つまり、細胞分化は遺伝がすべてではなく、そこには、環境という作用があることを意味している。遺伝と環境の相互作用によって、徐々に体細胞になりゆく運命が導かれ、最終的な表現型が決まる。そして、下った先の谷で筋肉になった細胞が、突如、別の谷に移って神経細胞になることはない。

さて、ランドスケープモデルは、遺伝子と環境要因が相互作用して細胞分化が進むという点で正しく、発達研究において重要な視点を打ち出したことは間違いないだろう。ところが近年、これを覆す大きな発見で世界を驚かせたのが、京都大学再生医学の山中伸弥だった。彼は、成熟した細胞が初期化され多能性を獲得しうることを証明し、2012年にノーベル賞を受賞した。つまり、この多能性の幹細胞＝iPS細胞（人工多能性幹細胞）は、右の図式でいえば谷を遡っていけることを示したのだ。

細胞の機能獲得という点で、別の重要な研究も紹介しておこう。1981年にノーベル賞を受賞したハーバード大学のデイビッド・ヒューベルとトルステン・ウィーゼルは、長年、動物の視覚野の神経回路構造や特性を調べてきた。彼らは、視覚ニューロンを研究する中で、生後初期に視覚情報に偏りがある場合（たとえばわずかの期間、片眼を遮蔽するなど）、本来なら処理できるはずの特定の形が、遮蔽をやめても依然処理されないままであることを突き止めた。このことは、視覚野ニューロンの能力は、環境からの適切な情報入力が鍵となって獲得されることを意味している。すなわち神経細胞には、ある特性や能力を獲得するために、それをもたらす環境刺激を敏感に感受する時期が決められているのだ。その時期を過ぎてしまえば、特性を獲得することは難しい。この重要な時期を、臨《りん》界期《かいき》と呼ぶ。さらに臨界期には、環境刺激に対しとりわけ感度のよい期間、敏感期がある。

ここまでをまとめると、脳は遺伝的に決められた構造と機能を持ちつつも、環境からの影響を受けて発達する。とりわけ、環境から影響を受けやすい臨界期（敏感期）が固有に定まっており、この時期を越えると、機能の獲得がそれ以上進むことはなく固定されるらしい。

次項では、視覚の臨界期とその感度について紹介したい。脳の発達を語る上で、視覚研究ばかりを取り上げる必要はないものの、これまで非常によく研究されてきた分野であることをご理解いただきたい。合わせて、シナプス可塑性の神経機構、胎児と乳児の行動特性を紹介しながら、脳の発達についても考えてみよう。

人間の視覚野の臨界期

先のヒューベルとウィーゼルによる視覚野の発見を皮切りに、臨界期に関して数多くの実験データが蓄積されていった。これが、のちに眼科学できわめて重要となる知見をもたらすことになる。

皆さんは、眼帯をつけて、あるいは片眼を閉じて歩いたことがあるだろうか。視野が片方だとなかなか距離感がつかみづらい。両眼あるからこそ、私たちは遠近感や立体感を捉えることができるのだ。両眼でうまく物を見ること、これは当たり前のようでも、私たちは生まれつきにできるわけではない。では、両眼視に関わるニューロンには、臨界期があるのだろうか。平たくいえば、子どもの頃に両眼を適切に使用しないとどうなるのだろうか。

たとえば、眼瞼下垂《がんけんかすい》という疾患がある。眼には異常がないのだが、片方のまぶたが垂れてしまい、ひどい場合は瞳孔をすべて覆ってしまうことがある。あるいは、片眼に白内障があって、白くぼやけた網膜像となることもあれば、斜視といって、片眼は焦点が合うものの、もう片方は焦点が合わない網膜像になることもある。いずれも、片眼には問題なく、もう片方に適切な入力がないわけだから、両眼視が難しくなる。

日本では多くの眼科医が、これらの疾患について詳細な検討を重ねてきた。そこでわかっ

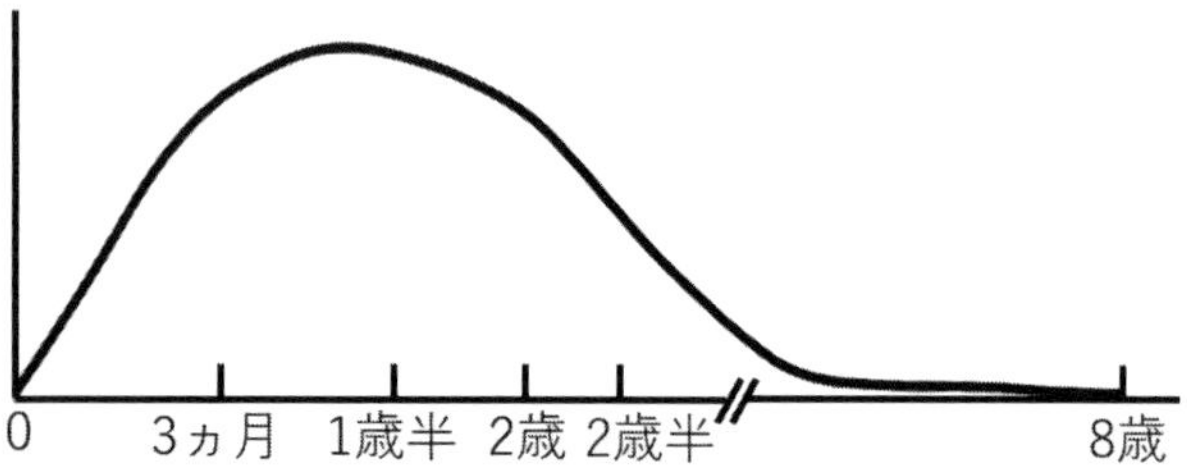

図4-3　視覚神経系の感受性と年齢の関係
横軸は対数目盛。Awaya and Miyake（1988）

たことは、両眼視機能には臨界期があり、その期間内でごくわずか（1週間程度）でも片眼に適切な入力がない場合、その眼は弱視になるということだった。弱視は、矯正視力が1・0未満の眼のことをいう。眼鏡をかけても視力が一定以上回復しないのは、視覚神経系の異常である可能性を意味する。なかでも、1970年代からこうした臨床データを集めてきた名古屋大学眼科学の粟屋忍が、視覚系の臨界期と感度の変化をわかりやすくグラフで示している（図4-3）。

人間の視覚野のニューロンは、生後1ヵ月ほどは感受性が低いため、たとえ片眼に適切な入力がなくても、視機能に特段の影響がない。その後、1歳頃には感受性のピークを迎え、あとは緩やかな低下に転ずる。生後1ヵ月から6歳までの臨界期間内で、眼に適切な環境刺激が入力されれば、視機能は可逆的に変化する。そう、視覚神経系に異常があっても、6歳頃までに弱視眼を強制的に使うことができれば、健常な視機能を取り戻すことができるという。こうした知見は、両眼

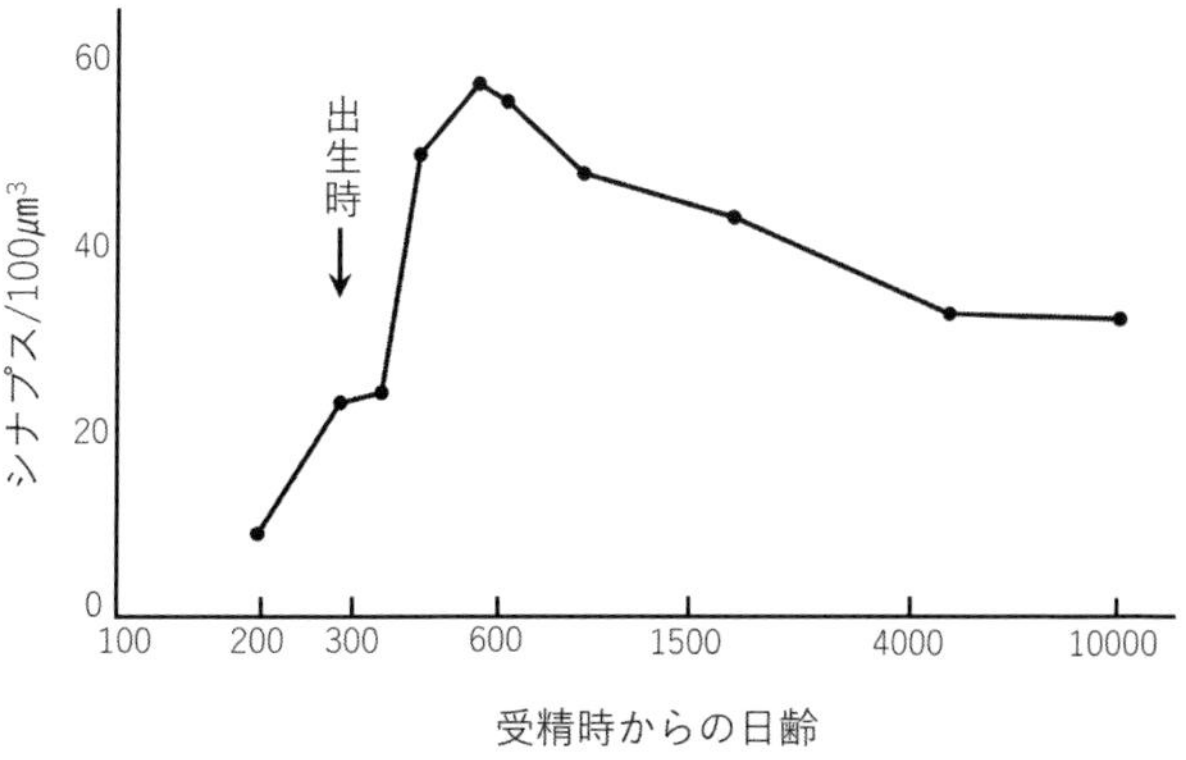

図4-4　人間の一次視覚野の100 μm^3あたりのシナプス数
横軸は受精時からの日齢。左から二つめの黒丸が新生児のシナプス数。
Huttenlocher and de Courten（1987）

を同時かつ適切に使用することの必要性を示唆している。

同じ頃、脳の各部位のシナプスの数と年齢との関係が注目された。一次視覚野のシナプスの数は、通常、胎齢6ヵ月頃から増え始め、生後2〜4ヵ月で急速に増大する。ところがその後、11歳までにおよそ40%を失うという（図4-4）。わざわざ作ったものを、なぜとり壊す必要があるのか。

実は、これは視覚野に限ったことではない。生後に過剰に作られたシナプスは、生まれてから経験を重ねる中で、必要なものだけが残されていく。これを、シナプスの刈り込みという。赤ちゃんの適応力がすばらしいのは、どんな環境に生まれても適応できるよう、あらかじめ十分なシナプスを準備している点だ。

そして、環境との相互作用によってシナプスがダイナミックに取捨選択されていく過程そのものが、発達なのだといえる。

ところで、視機能よりもっと高次な、たとえば、英語の文法学習ではどうだろう。実は、第二言語の習得でも可塑性があることがわかっている。最近の大規模調査によれば、臨界期が終わる時期はかなり曖昧で、おおよそ16〜17歳ではないかといわれている。興味深いところではあるが、他にも多くの要因が影響しているようで、どうやら単純に脳のメカニズムのみに帰することはできないようだ。

ヘブ則からBCM理論へ

復習しておこう。二つのニューロンが同時に活動すれば、それをつなぐシナプスの強さが強められるというのがヘブ則で、学習の原則だと紹介した。実は、ヘブ則には大きな欠点がある。一般に、人間が経験を重ねるということは、つねにニューロン活動を伴う。偶然二つのニューロンが活動することも含め、つねにシナプスの結びつきが強くなるのであれば、いずれシナプスの強さは飽和状態に達しないか。やがて、全シナプスが最大値に達し、脳は情報処理システムとして機能しなくなるはずだ。

ところが、1970年代に入って、シナプスの強さは強くなる一方ではなく、逆に弱まる

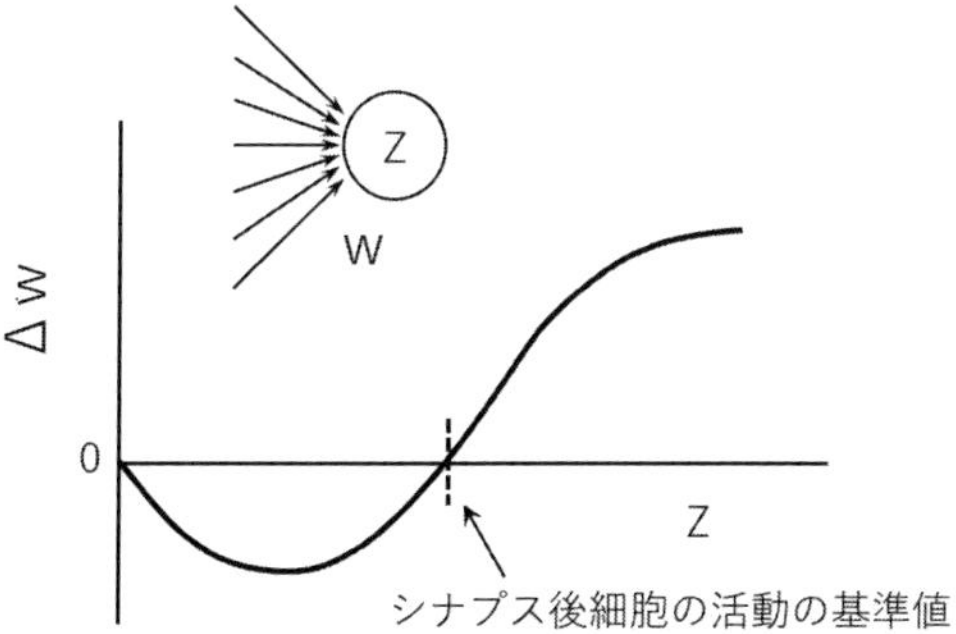

図4-5　**BCM理論の概念図**　横軸はシナプス後細胞の活動電位zを、縦軸はシナプス結合の強さwの変化Δwを表す

こともあることがわかった。他にも多くの実験で、シナプスの可塑性が確認され始めたことから、1972年にノーベル物理学賞（超伝導現象の理論的解明）を受賞したブラウン大学のレオン・クーパーらが新たな理論を提唱した。1982年に発表され、3名の著者の頭文字を取ってBCM理論と呼ばれている。

理論の要旨はこうだ。シナプス結合が強くなるか弱くなるかは、シナプス後細胞の活動の強さに依存する。あるシナプスを電気信号が通過してシナプス後細胞が活動したとき、その活動の大きさがシナプス後細胞で基準値以上であれば、シナプス結合が強められるが、基準値に達しなければシナプス結合は逆に弱まるとした（図4-5）。

面白いのは、基準値自体が一定ではない点だ。基準値は、シナプス後細胞の活動値の2乗に比例して高くなると考えられた。だから、たとえシナプス後細胞が強く頻繁に活動しても、すでにそのときに基準値も高まっているはずで、シナプスの強さがいつまでも強まることはない。このようにしてヘブ則の欠点が解消されたのである。

ＢＣＭ理論を受けて、当時大量にあった視覚の可塑性に関するデータは、すべて説明可能になった。仮に、何らかの原因で片眼への信号入力がほとんどなくなると、シナプス後細胞が活性化されることはなく、結合は減弱してしまう。だが臨界期内であれば、視覚の機能は可塑的である。原因が取り除かれ両眼が使えるようになれば、適切な信号入力が再開され、両眼の視覚情報を伝達するシナプス結合も適度に強まるという仕組みである。

赤ちゃんの手腕運動

ここからは、赤ちゃんの運動発達について考えてみよう。赤ちゃんがお腹の中にいるときを胎児、生後28日未満の赤ちゃんを新生児というが、当然ながら、胎児の運動発達を観察することは難しく、わからないことが多かった。ちなみに1歳未満を乳児、それ以降を幼児と呼ぶ。

それが１９８０年代以降、超音波映像法が用いられるようになり、徐々に知見が蓄積する。そして、胎児の発達の研究が飛躍的に進んだのは、今世紀に入ってからである。コンピュータの計算速度が飛躍的に向上し、四次元超音波イメージング技術（４Ｄエコー。三次元映像の

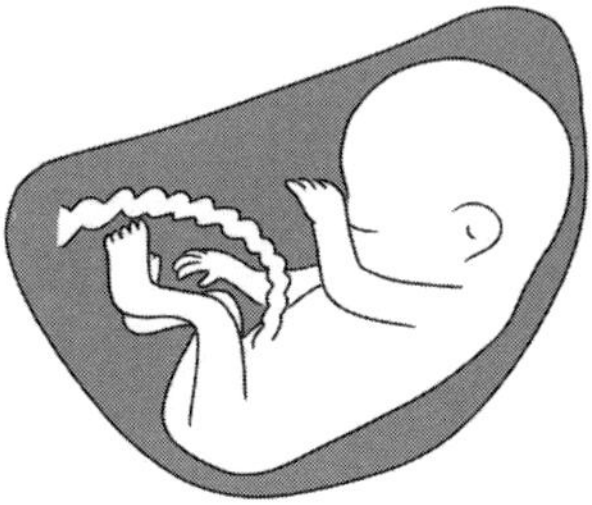

図４-６　子宮内の胎児

動きが見える）の利用も進み、胎児の運動をリアルに観察できるようになったことが大きい（図４-６）。

４Ｄエコーを使ってわかったのは、まず、かなり早い時期から、胎児が手で自分の顔を頻繁に触っているという事実だった。たとえば、胎齢13週では、胎児は腕を動かす運動を頻繁にしており、その70％以上が手を頭や顔へ持っていく動作だった。22週までには、胎児の手伸ばし運動（到達運動、リーチングという）は滑らかとなり、目標までまっすぐ進むようになる。なんとも興味深いのは、到達目標が眼の場合と口の場合とでは、動かし方が違っている点だろう。すなわち、手が口に向かうときは速く動かし、眼に向かうときはゆっくりなのだ。眼のほうを慎重にしているように思える。こうした結果は、胎児の到達運動は、決して、無計画でも反射的でもないことを教えてくれる。

では、生まれたあとはどうだろうか。新生児は生後３日目までは、手を口に持っていく際に口を開けていることがきわめて多いという。この傾向は赤ちゃんが目を開けているときにも、閉じているときにも特段の差がなかったことから、どうやら手が見えているかどうかは関係ないらしい。このような手と口の協応動作では、視覚よりもむしろ、手と口の自己受容感覚（筋感覚）を手がかりにしているようだ。

こんな実験もある。生後10日から24日の新生児を対象に、赤ちゃんをベッドに寝かせ、手首に紐を結んでおく。紐を足側に置いた滑車に通し、紐の先にわずかの重さのおもりを吊るす。つまり、おもりによって、手には足方向への多少の力がかかるのだ。この日齢の赤ちゃんは、まだ顔の向きを変えることはできない。それを利用して、三つの条件のもとで実験を行った（図4－7）。

一つ目は、赤ちゃんの顔の向きと同じ側の腕に重さがかかり、赤ちゃんが自分の腕を見ることができる状態。二つ目は、顔の向きと逆側の腕に重さがかかり、自分で直接腕を見ることはできないものの、顔の前に置かれたビデオモニタ上で、顔とは反対の腕を見ることができる状態。三つ目は、腕に重さはかかっているが、顔の両サイドに設置された仕切り板のため、両腕とも見えない状態。要するに、赤ちゃんが自分の手を見ることができるかどうかが、腕の運動に影響するかを調べたわけである。

結果は、興味深いものであった。一つ目と二つ目の条件では、赤ちゃんは、たとえ反対側

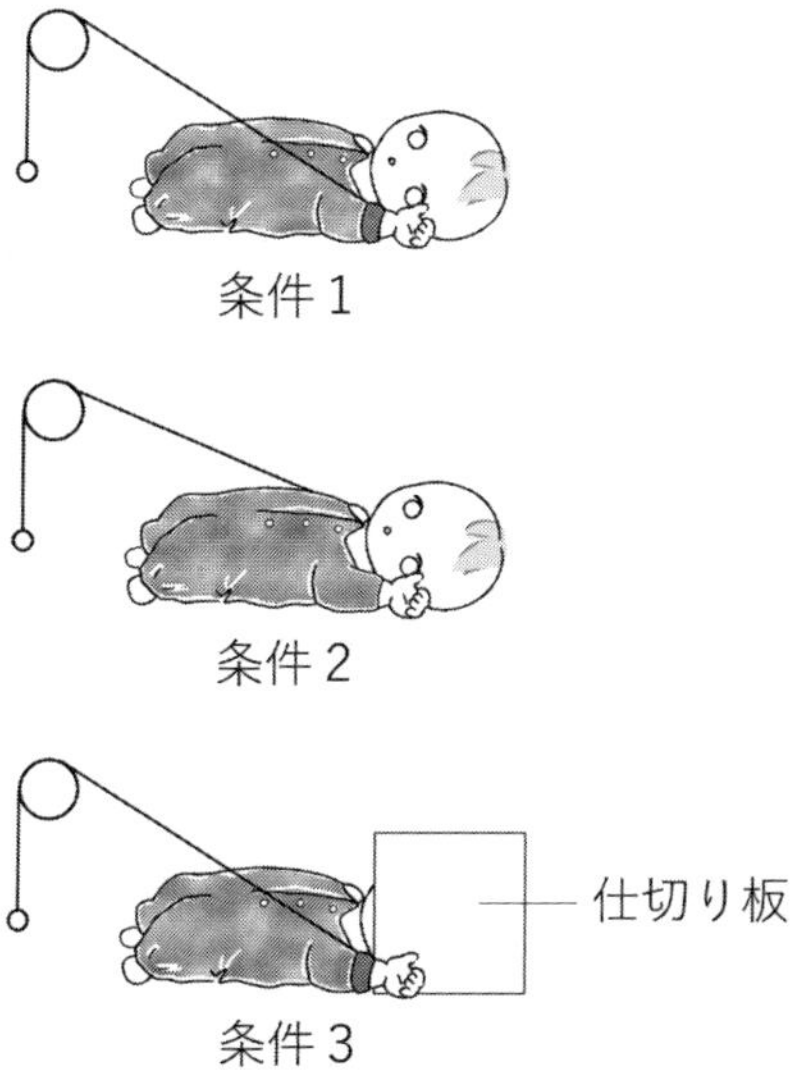

図4-7　新生児の手の運動に関する実験

の手であっても、自分の手を自分から見える位置に維持しようとしていた。ところが三つ目の条件では、手はおもりの重さにつられて下がってしまったという。

この実験は、私たちが一般的にイメージする赤ちゃん像を刷新する。赤ちゃんは何の意図もなく腕を動かしているのではなく、自分の手を視野内に入れようと、外力がある場合でもそれにあらがって活発に動かしている、能動的な学習を試みる姿である。もちろん、この研究以外にも、ほぼ同じ日齢の新生児では、自分の手を見えるところに移動させていることがわかっている。

なお、2018年、竹村尚大、福井隆雄と筆者（乾）は、このように手を自分の視野に持ってくる運動が、生後9ヵ月頃から見られる指さし動作（遠くにあるものを指で指し示す動作）につながることをコンピュータシミュレーションによって明らかにした。

じーっと見る赤ちゃん

赤ちゃんが手を合わせる動作についても見てみよう。ある時期、赤ちゃんが自分の手を不思議そうに眺め、頻繁に両手を合わせたりしだす。これは、ハンドリガードといわれる動きで、3ヵ月齢頃でよく見られる。この時期を過ぎると、ある変化が起こる。赤ちゃんは自分の手を見ずとも、ちゃんと到達運動ができるようになるのだ。ということは、おそらく、ハンドリガード期（2・5〜4・5ヵ月）に、自分の手や腕の動きをコントロールする情報処理能力を獲得しているのだろう。動物実験でも同じように、手をじっと見ることで、のちに自己受容感覚を利用した行為ができることが示されている。どうやら赤ちゃんは、偶発的で受動的な経験のみを通じて学習するのではなく、かなり早期の段階で、視覚と自己受容感覚の統合を行っているのだ。

赤ちゃんが、よく、他人をじーっと見ていたり、同じような動作をしようとする様子を見

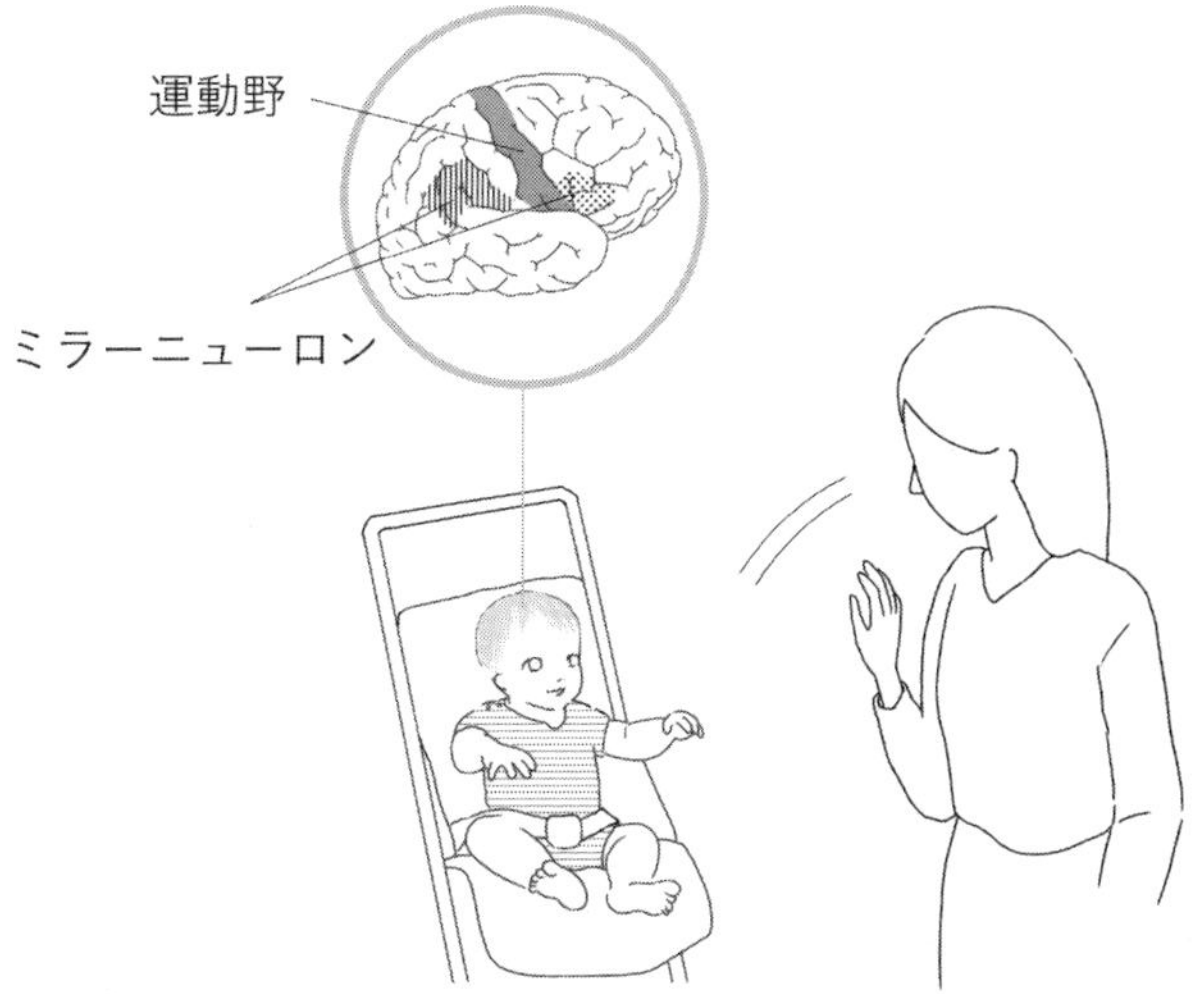

図4-8　他者の動作を観察すると、ミラーニューロンが活動する

かけたことがないだろうか。脳波の研究では、6ヵ月頃の赤ちゃんが他者の動作を見ているとき、運動野の活動が増えることがわかっている。第2章では、他者の動作の理解には、運動野の一部にあるミラーニューロンが関わっていることを紹介したが、すでに生後半年ほどで、ミラーニューロンが機能している可能性がある。

手を振る、はいはいする、歩くなどを赤ちゃん自身ができるようになると、他者が同様の運動をしているのを見るだけで、赤ちゃんのミラーニューロンが働くようである（図4-8）。これは運動共鳴ともいう。つまり、自分がある運動ができるようになると、他者

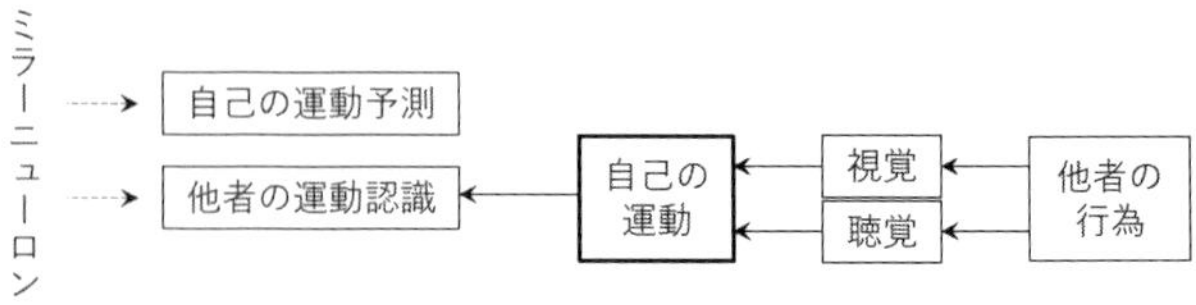

図4-9　ミラーニューロンは、他者の行為を自己の行為に照らして認知する

がその運動をしているのを見るだけで、その運動を認知できるようになり、他者の動作を模倣するようになるのだ。幼児同士は互いに模倣し合い（相互模倣）、感情を共有することによって、社会性を身につけていく。

もしあなたが、道端で誰かがしゃがみ込んでいるのを見かけたとする。その人は、地面の一点を見ながら、親指と人差し指をそこに近づけようとしている。あなたは、その人がこれから、何かを拾おうとしていると思うだろう。そう、他者の動作（のゴール）を予測しているのだ。これも、ミラーニューロンの働きによる。

北海道大学認知神経科学の小川健二と筆者（乾）は、ミラーニューロンが他者の動きの細かな軌道ではなく、目的を達成するための方法に対して反応していることを明らかにした。物をつかむ動作であれば、それが右手なのか左手なのか、あるいはどのようにつかむのかに関係なく、ミラーニューロンは反応する。そう、他者がどのように動くかではなく、何をしようとしているかを分析しているようだ。このように考えると、ミラーニューロンは、自分の運動予測機構を使って、他者の運動（の意図）を予測する機構だと考えられる（図4-9）。現在、ミラーニューロンシステムの活動は、自分の運動予測と他者の運動認識、この両方の予測符号化という枠組みで説明されている。

運動と聞くと手足の運動を思い浮かべがちだが、興味深いのは、他者の声を聞いているときでさえ、自分の舌や顎、唇などの動きを処理するミラーニューロンが働くことだ。そして、発語の習得にもミラーニューロンが関わっている。さらに、他者の動作であれば視覚から、言語（音声）であれば聴覚から入力し、それらを自己の運動を通じて認知している。同時に認知することで、言語の「動詞の獲得」につながっていくのだ（第6章参照）。

発達の原理

ここまで紹介したように、胎児や新生児の発達は詳細に調べられており、かなりのデータが得られている。しかし、私たちはそれを知れば知るほど、まだ隠れたたくさんの不思議がありそうだとも感じる。難しいのは、特に胎児や新生児への実験が限られることだ。もし、胎児や新生児の発達はこうではないかと、斬新な仮説を思い浮かべたところで、それを実証するのは簡単ではない。成人とは違い実験手法は限られるし、むろん、喋りもできないから目や腕の動き、脳波などを見る他はない。

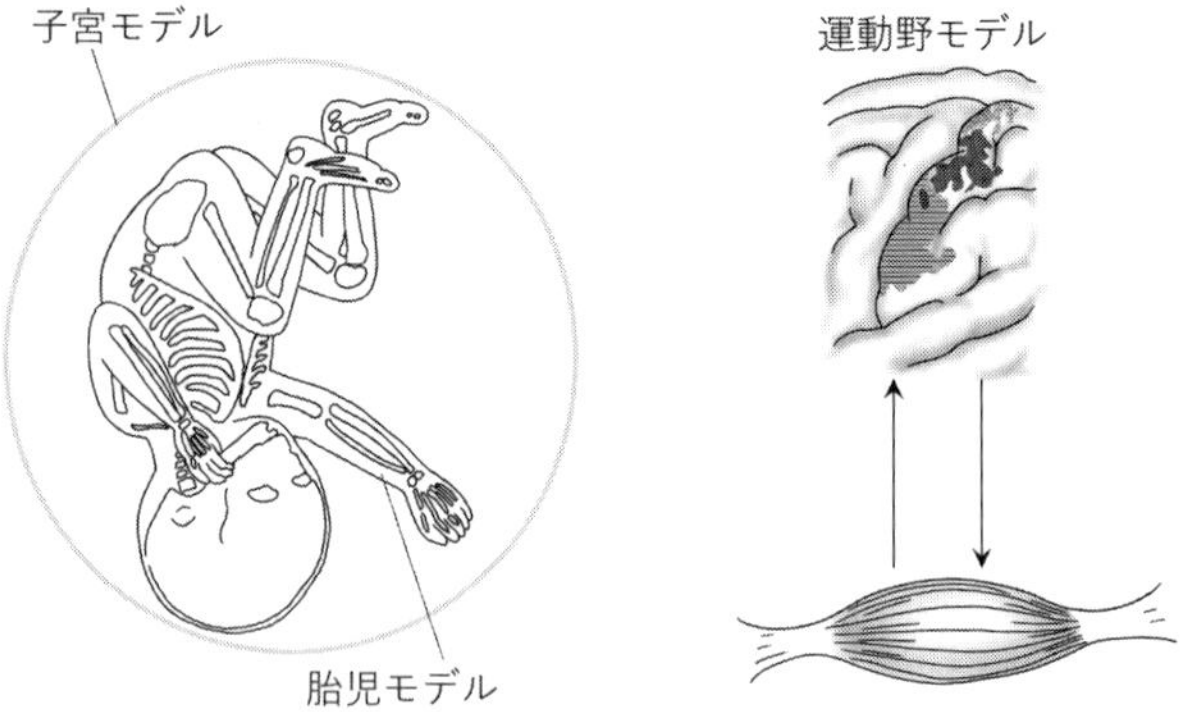

図4-10　胎児発達のシミュレーション研究　Kuniyoshi（2019）

こうした事情を打開すべく、2006年、東京大学認知発達ロボット工学の國吉康夫は、今までにないまったく新しい手法に挑戦した。それは、これまでの周産期医学や解剖学などで積み上げられてきた、数多くのデータが組み込まれた胎児モデル――正確な脳－筋骨格系を有するモデル――をコンピュータ上に作り上げ、さらにそれを、同じく多くのデータが組み込まれた子宮モデルの中に配置したのだ（図4-10）。

データを組み込むとはどういうことか。たとえば、32週目の胎児シミュレーションでは、胎児の重力、羊水による浮力、それ以外に子宮膜、羊水、それから身体部分間の物理的接触からの力、こうした細かなデータを用意する。

一方の、胎児の脳皮質モデルには、260万個のニューロン、53億個のシナプス、そして20個の関節および自己受容感覚器を備えた390個の筋肉、さらには、全身の3000個の触覚受容器などのデータを用意した。この研究では、子宮内の感覚運動経験が、皮質学習にどのように寄与しているのかが調べられた。平たくいえば、この胎児モデルをコンピュータ上で動かし、一体、胎児モデルは何を学習したのかを精査したのである。

結果のいくつかを簡単に紹介しよう。まず、狭い子宮内で胎児が体を動かすと、子宮壁に制限される。その結果、胎児の手足は頻繁に子宮壁や自分の体、そしてへその緒に触れることになる。もちろん羊水による抵抗も生じる。これらは運動時の感覚信号（触感覚・筋感覚つまり体性感覚）として入力され、感覚と運動の「相関関係」として、ヘブ則によって学習されていく。

子宮内での感覚運動学習が繰り返されると、胎児の体性感覚野と運動野には、手足の感覚や運動にまつわる多くのニューロンが形成されていく。すなわち、手が大きいゆがんだ小人、ペンフィールドが発見したホムンクルスが形成されていたのだ。

私たちの皮膚には、触覚受容器が張り巡らされている。特に指先はこの密度が高い。胎児モデルにも同じように配置されているから、もし手が顔に当たった場合には、顔と手の両方から高密度の触覚が得られることになる。同時に、接触時の腕の筋感覚も入力されるから、触感と筋感覚の非常に強い相関関係が学習されるだろう。こうした学習を経て、胎児モデルは積極的に顔を触るようになり、さらには、自分以外の物体（子宮壁やへその緒）を触ったときの感覚との違いも学習していく。それは、生後さまざまな物体の形や感触を理解していく基礎となる。

動機づけのメカニズム

テスト前の暗記もスポーツも遊びも、私たちが何かをうまくできるようになるまで、何度も繰り返すことで覚えていく。思えば、大人がすぐ飽きたり面倒になることでも、小さな子どもは興味をもって繰り返すことができる。このときの、動機づけやモチベーションは一体どこからくるのだろう。発達と動機づけは、何か関係するのかもしれない。

先ほどのハンドリガードのように、生後1〜4ヵ月の赤ちゃんには、同じ動作を何度も繰り返す様子が見られ、これは、第一次循環反応とよばれる。そこからもう少し成長して、生後4〜8ヵ月のあいだは、物を使った動作に移行する。たとえば、ガラガラを振ったり、おもちゃをつかんではポトンと落としたりする。これは、第二次循環反応という。他にも、「いないいないばあ」で笑ったり、おもちゃが布で隠されるのを見て、布を取っておもちゃがあると喜んだりもする。もちろん、何度も飽きずに行う点では循環反応なのだが、喜ぶ反応を見せるという点では、快感情とのつながりもあるようだ。

すぐ飽きそうなことも、赤ちゃんが何度も喜ぶのには、ドーパミンの過剰な放出、または、ドーパミンへの感度が高まっていることが関係しているのではないかと筆者らは考えている。ドーパミンが多く放出されるか、ドーパミンへの感度が高まっていると、快感情が誘発されるとともに、行動が強化されることが知られている。さらに、ドーパミンは内発的動機づけ（いわゆる興味や好奇心）とも関係しているようだ。

内発的動機づけは、自分が感じる不確実性を解消するために生じる。たとえば、赤ちゃんの目の前のおもちゃが布で隠されたとすると、そこに見えるはずの物が見えないという意味で、不確実性は増大する。その不確実性を最小化するために、赤ちゃんは、最初、その場所を注視したり、あるいは、おもちゃがないか周囲を見回したりするかもしれない。それでも見当たらなければ、運動によって解消しようと試みる。元あった場所を手で触ってみたりして、最終的には、布を動かせばおもちゃが現れることを学習する。このようにして、大人も子どもも、世界に対する知識をより正確に得ていくのだ。

外発的動機づけの場合、なぜその行動を取るかが他者にもわかりやすい。行動の結果、得られるものが、金銭報酬や他者からの評価、あるいは賞罰だからだ。一方の内発的動機づけは、その人が感じている不確実性がおおもとだから、通常は、他の人からはわかりにくい。赤ちゃんが繰り返し同じ行動をするのも、内発的動機づけによるところが大きい。

自分がいる環境が自分の期待通りに動いているときは、不確実性は低下しポジティブな感情になることは、第3章で紹介した通りだ。これも、快感情をもたらすドーパミンが関係している。ドーパミンの働きによって、探索的な知覚と行動のサイクルが維持され、これがいずれ予測可能な感覚運動の結果をもたらす。そして徐々に、予期しない出来事にも対応できるようになっていくのだろう。動機づけ（モチベーション）のメカニズムについては第6章で再び取り上げたい。

滑らかな運動を司る小脳

乳児の運動面の発達は、驚くほど速い。お座りをして絵本の頁をめくろうとするが、最初はうまくできずに折り曲げたり破いたりする。だがいつの間にか、指先は無理でも手のひらを使って上手にめくれるようになる。

また、1歳までの乳児は、コップに手を伸ばしてつかむ際（到達把持《はじ》運動という）、コップを倒しこぼすことはしょっちゅうだが、1歳以降だとスムーズにつかめる。簡単なように思えるが、到達把持では、手を伸ばす方向やスピード、手首の回転、指を開くタイミングなどを予測し、実にさまざまな調整をしなくてはならない。

会話はどうだろうか。私たちが会話をするとき、話し手と聞き手が交互に、ほぼ絶え間なく言葉を交わしている。だから、会話の切れ目は０・２秒以下とごくわずかのことが多い。このような話者交替（ターンテイキング）も、赤ちゃんと養育者の発声やジェスチャー、表情の読み取りを通じて、すでに発達初期から行われている。意外に思えるのだが、運動の学習は、将来的にコミュニケーションをとる上でもきわめて重要である。

会話のメカニズムに関する研究は、２００５年に公刊されたカリフォルニア大学のマーガレット・ウィルソンとトーマス・ウィルソンの研究に始まる。短い時間で話者交替するためには、聞き手は話し手が話をやめるかなり前から、これから起こる話の移り目を予測し、発話のための準備をしていなければならない。その基礎として、ウィルソンらはシータ波（脳波の一種、図２-15）で振動する脳波の発信器にあたる振動子が、発話開始のタイミングとして働いていることを指摘した。

また小脳損傷患者では、音声生成のタイミングの障害がみられることから、小脳が音節列を発音するテンポを制御しているのではないかと考えられている。また自閉症では、話者交替の時点の判断は正確なのに、話者交替して発話を開始するタイミングが遅れることが明らかにされている。

こうした重要な機能を担う運動学習は、どのように進むのだろうか。

おもちゃをつかむ動作でも、歩く、走る、あるいは自転車に乗るといった動作でも、最初は、試行錯誤的に繰り返すことから始めて、そのうちうまくなっていく。運動をスムーズにする学習は小脳において進むと考えられているが、小脳の学習メカニズムを最初にモデル化したのは、第2章の視覚研究で紹介したデビッド・マーである。マーは、小脳のネットワーク構造を研究し、1969年、博士論文「小脳皮質の理論」を発表した。モデルでは次のように説明されている。

小脳には、運動制御機能に関わるプルキンエ細胞が多数存在する。運動時には、まずこのプルキンエ細胞に二つの信号——正しい理想的な運動指令（教師信号）と、運動の文脈信号（大脳から送られてくる、視覚や自己受容感覚や運動の目標などの信号）——が、一定のタイミングで入力される。最初はもちろん、どんな運動もうまくできない。そこで、運動をスムーズにできるよう、運動の文脈信号が来たときにプルキンエ細胞から正しい（教師）信号が出力されるよう学習が進んでいく。

（ヘブ則の相関学習とは異なる）この教師あり学習によって、感覚信号を伝えるニューロンとプルキンエ細胞とのあいだのシナプスには、可塑的な変化が生じる。だから、その運動を繰り返すうちに、文脈情報がプルキンエ細胞に与えられるタイミングで、正しい運動指令信号が運動系に出力されるようになって、いちいち大脳で考えなくても、自動的に適切な運動ができるようになるのだ（図4－11）。

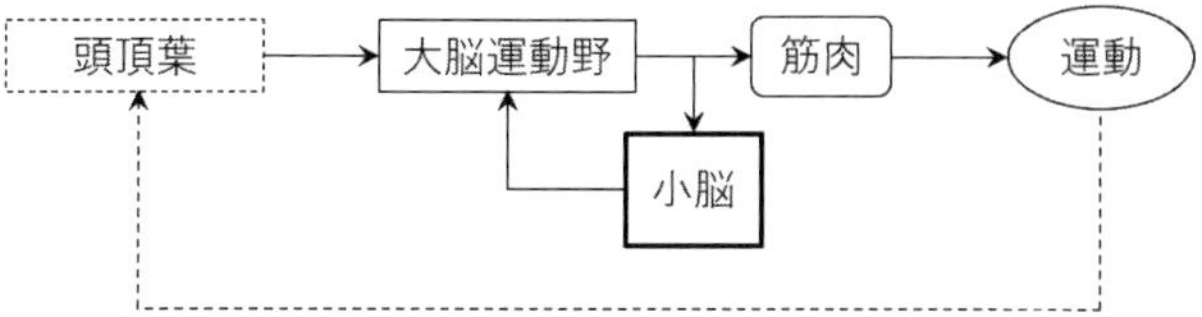

図4-11　小脳の学習により、頭頂葉を含む大脳連合野を経由せずに（無意識に）運動できるようになる

マーの小脳理論は発表以降、多くの生理学者らによって、その妥当性が検討されていく。1992年、国際電気通信基礎技術研究所の川人光男らにより、きわめて斬新で生理学的にも妥当なモデルへと発展した。川人らのモデルの大きな特徴は、プルキンエ細胞に入力される信号が、マーのいう教師信号ではなく、正しい運動と実際の運動との誤差（たとえば手先の到達位置の誤差）だという点だ。その誤差を最小化するように、運動は正しい方向に導かれ、位置だけでなく、速度、加速度も含め、滑らかな動きを無意識的にできるようになるという。

さらに、多くの理論的研究によって、小脳が、運動によって生じる感覚の予測を行っていることが明らかにされている。つまり、小脳は、さまざまな運動のモデルを記憶し、運動に必要な指令を予測したり、その結果を予測したりするのだ。自閉症児の中には、とりわけ運動を不器用とする子がいるが、自閉症ではプルキンエ細胞の数が少ないことが知られている。

知識を書き換える赤ちゃん

乳児の発達にまつわる興味深い実験をいくつか紹介しよう。まずは、おしゃぶりを使った実験。口に入れると歌が聞こえるように設計されたおしゃぶりを新生児に与えると、おしゃぶりする頻度が上がる。

他には、モビールという天井飾りを使った実験。2ヵ月の赤ちゃんの足に紐をつけ、足を動かすとベッド上のモビールが動くようにしておく。すると、その後2週間ほどにわたって、赤ちゃんの足蹴りが増加するという。このように、自分の運動と、それに伴って生じる随伴的な刺激を3〜5日経験すると、その後は、赤ちゃんはモビールを見るだけで微笑み、クーイング（生後2ヵ月頃にみられる「あー」「うー」という発声）を始める。いわば、ポジティブな感情を示すのだ。モビールは物だが、これは人であっても同じで、赤ちゃんの運動に随伴的に反応するものに、微笑むなどの反応をするという。随伴性とは、第2章の宅配便の事例で述べたように、心理学では、事象Aが生じたときに事象Bが生じる相関関係のことをいう。

2006年、東京大学認知科学の開《ひらき》一夫らは、5ヵ月と7ヵ月の赤ちゃんに以下の実験をした。それぞれの月齢の赤ちゃんに椅子に座っておいてもらい、二つの条件下で赤ちゃんの注視時間が変わるかを調べた。一方は、自分の足の動きがライブでディスプレイに映る条件で、もう一方は、足の動きが2秒遅れて映る条件だ。

さて、赤ちゃんはどちらをよく見たのか。５ヵ月の赤ちゃんは、どちらの条件でも注視時間が変わらなかったが、７ヵ月の赤ちゃんは、２秒の遅延があるディスプレイをより長く観察したのだ。５ヵ月児では足の運動に対する随伴性の学習ができていないが、７ヵ月児では随伴性の学習ができているので、２秒間も遅延がある状況はサプライズなのだ。言いかえれば、生後７ヵ月頃に運動信号と身体の視覚情報が統合されるといえる。

このように遅れがある条件では、脳には自分の運動予測と合わない視覚情報が入力される。これは、赤ちゃんにとってはサプライズとなる。赤ちゃんはサプライズの大きい対象に、より注意を向けて見ることで、その状況の内部モデルを構築しようと試みるのだ。これは、不確実性をできるだけ最小にするように行動を起こし、知識を書き換えて、この変化が予測可能になるように学習しているといえよう。

ＧＡＢＡの役割と神経発達症（発達障害）との関係

車にアクセルとブレーキがあるように、脳にもアクセルとブレーキがある。すでに紹介したように、興奮性のニューロンと抑制性のニューロンのことだ。抑制性ニューロンが活動すると、シナプス結合の先、シナプス後ニューロンの活動を抑えることができる。ニューロンから抑制性の伝達物質が放出され、それがシナプス後細胞に送られることで、シナプス後細

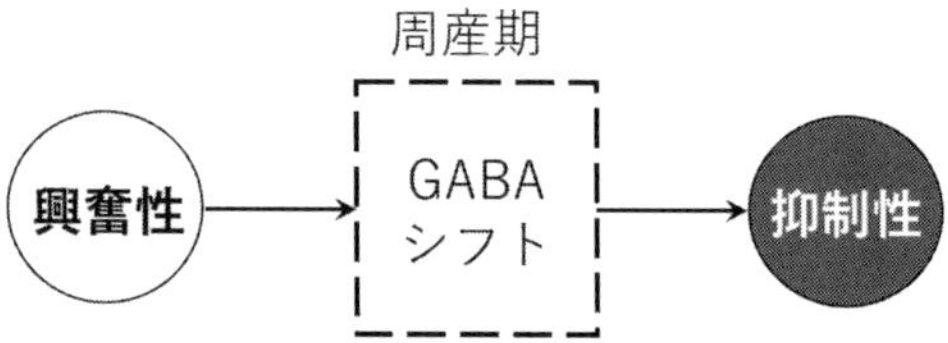

図4-12　周産期に生じるGABAシフト

胞の活動を抑制、つまりブレーキをかけるのだ。代表的なものはGABAだろう。GABAによる抑制機能は、脳の情報処理を進める上で重要になる。

驚くことに、そのGABAが胎児期には実は興奮性、つまりアクセルの働きをしているという。だが、生まれてしばらくすると、抑制性の伝達物質にチェンジする。これをGABAシフトと呼ぶ（図4-12）。もし、適切なタイミングでGABAシフトが生じなければ、どうなるだろうか。アクセルは効きやすくブレーキはかかりにくい。車の運転にあたるものが脳の情報処理だ。当然ながら、知覚や運動に影響を与えるだろう。GABAシフトの不全は、さまざまな神経発達症（自閉症、ADHDなど）を生じさせる可能性が指摘されている。筆者らは、GABAシフトの不全と、胎児期での脳幹の発育障害によって、自閉症が生じるのではないかと考えている。

GABA作動性抑制性ニューロンには、もう一つ重要な働きがあることが知られている。GABA作動性抑制性ニューロンの1種類に、パルブアルブミン（PV）陽性抑制性ニューロンがある。2005年、このニューロンについて、理化学研究所のヘンシュらが重要な発見をしている。ＰＶ陽性抑制性ニューロンが正常に働くことによって、一次視覚野の臨界期がスタートすることが明らかにされたのだ。この発見からも、ＧＡＢＡシフトの時期というのは、重要な意味を持つことがわかるだろう。

まとめ

脳は臨界期または敏感期という制約を備えている。なかでも、感覚野は早い時期に臨界期を迎えるが、そのスタートとなる鍵は、ＧＡＢＡ作動性ニューロンにある。この時期に、脳に過剰に備わったシナプスが刈り込まれていく。だから、子宮内環境や乳児を取り巻く環境との相互作用は非常に重要だといえる。

学習は、大脳では基本的には相関学習として、小脳では正解のある教師あり学習として進む。胎児は狭い空間で運動を繰り返すことで感覚と運動を学習し、そこから自己の身体や環境の知識の基を獲得する。また、ミラーニューロンにより、他者の運動を自己の運動として理解できるようになり、それがコミュニケーション機能につながる。

コラム2　ヘブの洞察力

ヘブがシナプス結合の学習を世に問うたのは、1949年であった。その後、電子顕微鏡によりシナプスにわずかな間隙が観察されている。また、ニューロン間に神経伝達物質が存在し、それによって信号が伝えられることが明らかになったのは、さらにあとである。

こうした時代背景を踏まえて、あらためてヘブの著書にある以下の文章を読んでみよう。

「細胞Aの軸索が細胞Bを興奮させるのに十分近くにあり、繰り返し、あるいは持続的に細胞Bの発火に関与すると、成長過程や代謝の変化が細胞の一方あるいは両方に起こる。その結果、Bを発火させる細胞の一つであるAの効率が高まる」とある（『行動の機構』）。

本文ではわかりやすく、ヘブ則はニューロンAとBが同時に活動したときに、それらのあいだの結合が強まると述べた。しかし、厳密にいえばこれは誤りだ。ヘブは、ニューロンAがニューロンBを発火させたと説く。AとBの因果関係についてははっきりと言及している。それゆえ、AとBが同時に発火したとしても、必ずしもこの因果関係を満たすとは限らないのだ。どういうことか。

『行動の機構』にはもう一つ重要な記載がある。繰り返しあるいは持続的という表現だ。これは、ニューロンAがBを一貫して活動させたことを意味している。そこで、AからBへ興奮性のシナプス結合があるとき、ニューロンAとBの刺激タイミングをわずかにずらして刺激するという実験が行われた。

さて、これによりA－B間のシナプス結合はどう変わっただろう。結果は、Aを刺激した直後にBを刺激した場合、AからBへの結合が強まることがわかった。ところが、Bを刺激した直後にAを刺激すると、AからBへの結合は逆に弱まってしまったのだ。つまり、シナプス結合の強さは、二つのニューロン活動のタイミングにより変えられ、Aの活動がBの活動の原因になったときのみ強められるというわけだ。

さらにいえば、A－B間のシナプス結合が強まったあとで、BをAの刺激とは無関係に刺激すると、シナプス結合は弱まることが観察された。この無関係な刺激を10分後に行ってもなおシナプス結合が弱められたのだ。つまり、Aが活動したあとにたまたまBが活動しても、それだけではシナプス結合の強さを保証しないといえる。偶然起こったことに因果関係はない。それを因果があると誤学習すれば、私たちは世界の事象を誤って認識する恐れがある。

　発火タイミングの後先によってシナプス結合が修正されるということの事実が、先のヘブの洞察がいかに優れたものであったかを物語っている。

第5章　記憶と認知

記憶研究の夜明け

誰しも、自分の記憶力がもっと優れていたならと思った経験があるだろう。古来さまざま記憶術やトレーニングが試されてきたが、残念ながら、今のところ特効薬といえる成果はないようだ。私たちの生活の中で、記憶が果たす役割はとてつもなく大きい。細胞の集合体である私たちの脳は、どのようにして膨大な記憶を貯蔵しているのか。コンピュータのハードディスクのような記憶装置が内蔵されているのだろうか。

1891年、第3章に登場したハーバード大学の教授ウィリアム・ジェームズは、著書『心理学の原理』の中で、記憶について次のように記している。記憶には、意識されて保持される一次記憶と、まだ意識上にのぼらないが保持されている二次記憶の二つがあるとした。この一次記憶と二次記憶は、現在、短期記憶と長期記憶と呼ばれるものだ。たとえば、初めて聞いた電話番号を復唱しながら、少しのあいだ覚えておくのは短期記憶。他方、自分の名前や思い出などは長期記憶である。一般には、情報はまず短期記憶として保持されるが、繰り返し復唱されれば長期記憶に移行すると考えられている。

さて、この短期記憶、長期記憶のメカニズムについて提唱したのも、第4章で登場したヘブである。彼は、短期記憶が、今まさに対象を知覚し認知しているニューロン群（細胞集成体）の一時的な活性化であると想定した。わかりやすくいえば、電気信号がニューロン群をつなぐ回路をぐるぐると回っているイメージだ。そうしているあいだに、ヘブ則によって、ニューロンをつなぐシナプス結合は徐々に強められる。それが長期記憶への移行である。1949年に発表されたこの仮説が、今なお記憶の基盤として支持されていることに目を見張るばかりだ。

一方で、過去に経験した出来事の記憶の数について調べたのは、心理学者グスタフ・スピラーだ。彼は、自分が思い出した出来事をその都度書き出していった。この気の遠くなるような作業を続けること35年、人間にはおよそ1万の記憶があると結論づけた。1902年のことである。彼は、出来事のさらに細かな要素を数えていたが、最近の研究では、まとまりのある一つの出来事を1単位として数える。それでもなお、思い出せる出来事の数は生涯で数千にも及ぶとされている。

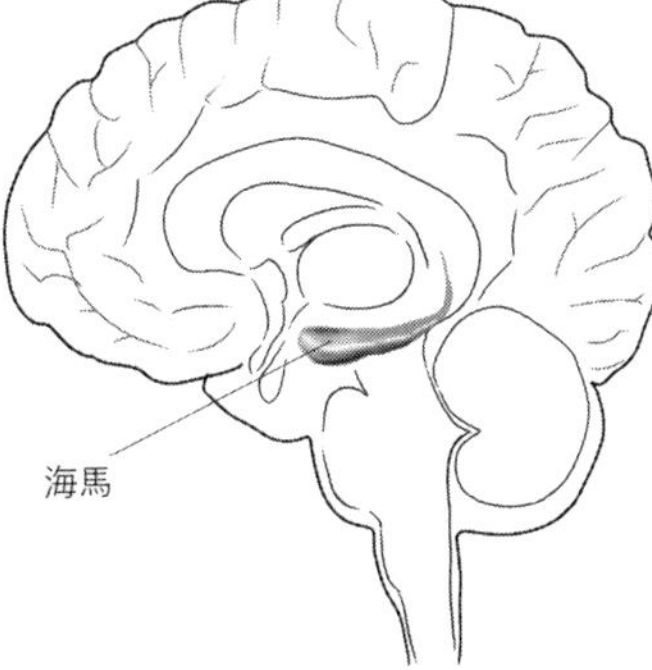

図５-１　右大脳の内側面と側頭葉の裏にある海馬

１９３３年、今度はペンフィールドが驚くべき発見をした。癲癇患者の側頭葉を電気刺激していたときのことだった。患者が突如、過去に見聞きしたことを再体験するのを目の当たりにしたのだ。ペンフィールドは当時の驚きをこう回顧する。

意識のある患者の口から、こうしたフラッシュバック現象を初めて告げられたとき、私は自分の耳が信じられなかった。その後も、同じような例にぶつかるごとに、私は驚異の念に打たれた。〔中略〕ある若い男の患者は、自分は小さな町で野球の試合を見物しながら、小さな男の子が塀の下から観客席へ這い込もうとしているのを見守っている、と告げた。別の患者は、公会堂で音楽に耳を傾けていた。「管弦楽です」と彼女は説明し、いろいろな楽器を聞き分けることができた。このように、ささいな出来事が細部に至るまで完全に思い出されるのだ。(『脳と心の正体』60頁)

実は、すでに私たちが忘れてしまった(と思い込んでいる)ささいなものでさえ、脳にはちゃんと存在しているのである。

さて、先のヘブのもとで学んでいたのは、博士課程の学生ブレンダ・ミルナーだ。彼女の研究は、のちの記憶研究に大きな影響を与えることとなる。

海馬損傷の患者

1950年、ヘブの計らいにより、ミルナーはペンフィールドが所長を務めたモントリオール神経学研究所で研究する機会に恵まれる。当時、この研究所では、癲癇を治療すべく多くの脳手術が行われていた。ところが手術を受けた患者の一人に、ある特徴的な経過が見られたため、執刀した神経外科医ウィリアム・スコヴィルとミルナーは、この経過を症例報告にまとめ発表した。それが1957年の有名な論文「両側海馬損傷後の最近の記憶の喪失」だった(図5-1)。中身をかいつまんで紹介しよう。

患者の名はヘンリー・グスタフ・モレゾン。ただし、生前はプライバシー保護の観点から、ずっとHMというイニシャルで書かれていたから、記憶について学んだことがある人にはイニシャルのほうがなじみ深いかもしれない。彼は、10歳の頃から体の部分的な痙攣《けいれん》を繰り返していた。不幸なことに、16歳のときに全身の痙攣に移行。この大発作は難治性だったようで、大量の抗痙攣薬を投与しても、年々、発作の頻度と重症度は増すばかりだった。ついにモレゾンは仕事もままならなくなり、本人と家族の了解のもと、27歳で手術を受けることを決意する。

スコヴィルは、モレゾンの癲癇の発生源を突き止め、その部分の切除手術を行った。原因の部位は、両側の海馬だったのだ。手術は成功し、彼の性格は変わらず、知能の低下も認められなかった。ところが、「行動面では、一つ驚くべき、まったく予想外の結果が出た」（前掲論文）という。手術後、彼は新たに経験したことが記憶できなくなってしまった。そればかりか、過去10年ほどの記憶も消えてしまった（正確にいえば思い出せないのだ）。

手術後、彼は病院スタッフを認識できなくなり、トイレへの行き方すらわからなくなった。また、大好きだった叔父が入院し、３年前に亡くなってしまったことすら覚えていなかった。記憶できないことが、日常生活にどれほどの困難をもたらすのか、私たちには想像だにできない。それでもモレゾンは２００８年に亡くなるまで根気強く記憶の検査に協力した。

さて、この研究によってミルナーは博士号を取得し、その後、マギル大学の神経内科および脳神経外科の教授になった。以降、彼女は記憶のメカニズムに関して多大な貢献をし、神経心理学の創始者と呼ばれた。100歳になってもなお、記憶に関する研究者のアドバイザーを務めていた。

科学とは、メモを取り、実験を行い、仮説を変更し、実験計画の欠陥やデータのノイズを発見するのに長い時間が必要なのです。また多くの情報を集めなければならないし、多くの統計が必要で、少なくとも統計学の助けが必要だとわかるくらいには統計学を理解していなければならないのです。（「科学界の偉人、ブレンダ・ミルナー博士」より）

過去の記憶は海馬にはないのか

続けて、モレゾンの記憶障害を見ていこう。彼は6〜7桁の数字であれば復唱できた。しかし、長期記憶、つまり出来事などが記憶に残らないという、重度の前向性健忘がみられた。また、過去11年間で経験した出来事も思い出せないという、逆行性健忘もみられた。

のちに、磁気共鳴画像法（MRI）が使えるようになったことから、彼の切除部位を細かく調べたところ、海馬だけでなくその周辺部分も損傷していたことがわかった。この症例報告をきっかけに、世界中で同様の損傷を負った患者の所見が注目され、海馬周辺、つまり側頭葉の内側の機能について、多くの知見が集約されていくこととなった。

まとめよう。

①海馬が損傷されると、新たに体験したことを長期記憶に保持することができない。

②過去11年くらいの出来事を思い出すことはできないが、それ以前の出来事は思い出せる。

ということは、比較的新しい記憶は忘れているが、昔の記憶は覚えているということだ。海馬は切除されている。つまり、昔の記憶は海馬に存在するわけではない。

エピソード記憶は多感覚である

私たちが記憶と聞いてまずイメージするのは、過去あった出来事や思い出だろう。小学生だった頃、放課後に日が暮れるまで遊んだこと、夏休みの宿題や給食メニューなど。これは、エピソード記憶といわれる。エピソード記憶では、その時の情景（視覚）とともに、聴覚、触覚、嗅覚なども一緒に思い出されることが多い。もしかすると、当時の身体感覚も含まれるかもしれない。

ペンフィールドの実験で想起された記憶は、まさにこうした多感覚からなるものだった。エピソード記憶は数千といわれるように、総情報量は膨大である。これらすべてが海馬に貯

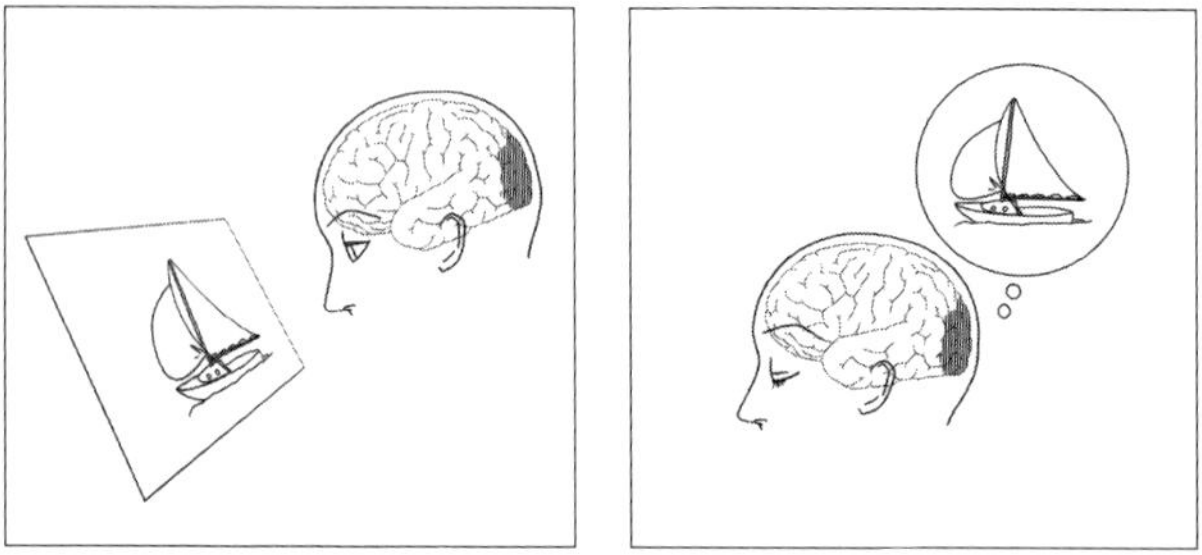

図5-2　**視覚と想起**　ヨットの絵は後頭葉で処理されるが、ヨットのイメージを思い浮かべているときも後頭葉で再現される

蔵されるとは、通常は考えにくい。つまり、それぞれのエピソード記憶にまつわる視覚、聴覚、感情などの情報が、それらを処理する脳の各エリアに別々に記憶されていると考えるほうが自然だ。そして、記憶された各々の情報が結びつくことで、ひとまとまりのエピソードとして想起されるのだろう。

1995年、ハーバード大学のスティーヴン・コスリンは、ポジトロン断層撮影法（PET）を用いて興味深い実験を行った。参加者に絵を見せたあと、目を閉じて正確に思い出してもらった。驚くことに、記憶を再生するとき、参加者の一次視覚野が活動したのだという。第2章で述べたように、一次視覚野は網膜から入った情報を処理することで視知覚を作る。参加者は目を閉じていたため、網膜からの情報は皆無だった。にもかかわらず、イメージを思い浮かべると、一次視覚野は活性化したのだ（図5-2）。

この実験によって、一次視覚野は視覚処理を担いつつ、脳内イメージの再生にも使われることが明らかとなった。これは非常に重要な知見だ。面白いことに、イメージの大きさによって、活性化される一次視覚野の広さも異なることもわかっている。小さいイメージを思い浮かべれば、活性化する部分は狭く（視野の中心部分を処理する部位が活性化する）、大きいイメージを思い浮かべれば、活性化する部分も広くなる（視野の周辺部分を処理するところまで活動する）。まさに、イメージを作ることは、外界を見ることの再現といえよう。古くから知られていたことだが、私たちがイメージを想起している最中、たとえば昔の情景を思い出しているときは、目の前の物は見えておらず、心の目に意識が向いているのである。

海馬の役割

再び海馬の話に戻ろう。今日まで多くの研究者が、海馬のさまざまなモデルを考案し、検証を試みてきた。ここで、第2章と第4章で登場したデビッド・マーに再び登場願おう。彼は、１９７０年に「大脳皮質の理論」を、71年に「海馬の理論」を発表しているが、いずれも50頁を超える論文である。ここに彼が打ち出した海馬モデルもまた、きわめて独創的なものだった。

当時の細胞レベルでの解剖学的な知見を踏まえ、マーは海馬の詳細な設計図を描いた。マーの海馬理論を簡単にいうとこうだ。記憶に関して、海馬が重要であることは間違いない。しかし、記憶は海馬が単独で担うわけではなく、海馬と大脳新皮質の相互作用によって処理される。その際、複数のエピソードが互いに混線しないよう符号化しておくことこそが、海馬の役割だろうとマーは考えた（感覚野や運動関連領野、頭頂葉は大脳新皮質に含まれる）。

芋づる式に思い出す、という表現がぴったりだが、私たちはあるエピソードのごく一部を見聞きしただけで、エピソード全体を思い出すことができる。マーは、こうした働き（パターン補完という）も海馬が担っていると考えた。もちろん、現在ではきちんと裏づけされており、記憶が混線しないよう符号化することはスパースコーディング、パターン補完は自己連想と呼ばれている。記憶はちょっとしたきっかけで蘇る。もしあなたが部屋を片づけているとき、ずいぶん昔に誰かにもらった思い出の品を手に取ったとしよう。それは、エピソードのごく一部でしかない。だが、それを見るだけで、当時の一連の記憶が見事に蘇る。マーは、ここに海馬が関与しているのだろうと考えたのだ。

他にも、マーが指摘した重要な点がある。それは、海馬を一時的な記憶装置としたことだ。まるで防犯カメラやドライブレコーダーの保存期間のごとく、記憶を一定期間だけ残しておく場所だと仮定したのだ。その海馬の保存期間は約一日。そして一日の終わり、おそらく睡眠中に、この間の記憶の一部（あるいは全部）が大脳新皮質に移されるのだと考えた（「大脳

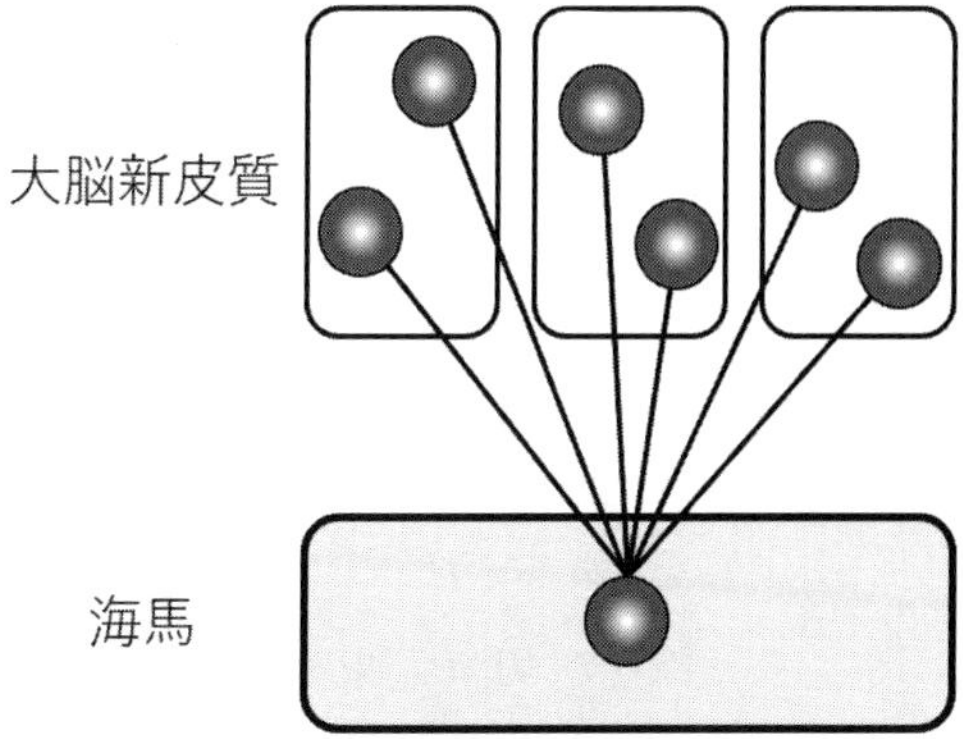

図5-3　下が海馬、上が三つの大脳新皮質の領野を表す
それぞれの領野は、たとえば対象の形状、位置、音情報を処理する領域とする。Barry & Maguire（2019）

皮質の理論」）。マーは、大脳新皮質で学習が進むということは、記憶の分類を行うことだとみなした。現代風にいえば、これはパターン識別である（たとえば、色も形もさまざまなリンゴとミカンを識別するなど）。

マーの斬新な海馬モデルは、多くの研究者に衝撃を与えた。マクマスター大学心理学のスザンナ・ベッカーは、「マーが１９７１年に発表した海馬の理論は、その後40年以上にわたって行われてきた内側側頭葉の記憶システムに関する研究の舞台となった」と述べている（内側側頭葉とは、海馬およびその周辺部位を指す）。また、エディンバラ大学計算論的神経科学のデビッド・ウィルショーは、「この研究は、細部に誤りがあったが、他の理論や実験に多大な影響を与えた」と評している。

こうしたさまざまな研究を経て、現在、記憶はどのように処理されると考えられているのだろうか。ここからは、おさらいも含め記憶のメカニズムを解説しよう。

あらゆる外界の情報は、まず、感覚野（視覚野、聴覚野、体性感覚野など）で処理されることを思い出してほしい。情報はそこから、大脳連合野へと送られる。連合野とは、運動野と感覚野を除いた、高次の認知機能を処理する脳のエリアをいう。視覚情報であれば視覚連合野で、聴覚であれば聴覚連合野でというように、大脳新皮質の別々のエリアで処理されている。要するに、脳の複数のエリアを使って、同時並行的に処理されていく。

その後、それぞれ別々だった情報はいったん海馬に入力されると考えられている。そこであらためて、記憶の再生に適切な形に変換されたあと、新皮質のもとの場所に返送される。つまり、記憶は海馬と大脳新皮質の双方向の過程を経て形成されるのだ（図5－3）。ただし、この処理であれば、海馬を切除しても過去の記憶は残るだろうと想像できるのだが、それについては後節で補足する。

二つの発見──エピソードの予測と時系列化

もう一つ、海馬についての興味深い発見を紹介しよう。１９９０年代後半、海馬にはさらに、時系列を処理する機能が備わっていることがわかった。たとえば、あるエピソードが起こり（エピソード①としよう）、その後に別のエピソードが生じる（エピソード②）。そこにまた別のエピソードが生じたとする（エピソード③）。海馬はこのようなエピソードが起こった順番、つまり時系列も記憶できる。

ここではわかりやすく、サッカーの場面を考えてみよう。あなたは今、サッカーの試合に出ていて、ディフェンダーとしてゴール前を守っているとする。さて、相手選手Aが相手選手Bに向けてパスを出した。Bにボールが渡ったので、あなたは慌ててBのマークに向かう。ところが、あなたが動いたことで元の場所にはぽっかりとスペースが生じてしまった。ここに相手選手Cが走り込んでくる。残念ながら、ボールはCに渡ってしまい、あっという間にゴールを決められた。ボールがA→B→Cと渡ったという認識の順序も、海馬で記憶されるのだ。

さて、失点という痛い目にあったこの記憶は、この先、重要な示唆を与えるものになる。もしまた同じシチュエーションが試合中に訪れたなら、再び相手選手AがBに向けてパスを出す場面が来れば、その瞬間、先の記憶が真っ先にあなたの脳裏をよぎるはずだ。そのおかげであなたはBのマークに向かいつつ、Cの動きにも注意を払い、C近くの味方選手にマークの指示を出すことだろう。これもまた海馬の働きだ。そう、海馬はエピソード①が活性化されると、次に起こるエピソードを予測する機能も備える。つまり、エピソード系列の予測である。

私たちは、記憶があるからこそ次どう動けばよいかを予測できる。未来の行動を考えるとき、とりわけ重要な機能がエピソード系列の予測だ。もちろんこれは、時系列で物事を考えていく思考にも通じる。なお、海馬を損傷し健忘症が生じた患者では、単にエピソード記憶の障害だけでなく、時間順序の記憶にも障害が出ることがわかっている。

こうした発見を経て、2005年にあらためてモレゾンともう一人海馬を損傷した患者の記憶について調査がなされた。これにより意外にも、過去11年間とされていた記憶障害の期間が、実はすべての年代にまたがることが判明した。正確にいえば、調査内容が異なっており、単に過去のエピソードを覚えているかだけでなく、それをどの程度再体験できるかなども含めて調査したためだ。

そもそも、古い記憶の痕跡が海馬に残っていないとすれば、なぜ、記憶を想起するときに海馬が必要なのだろう。そのヒントとなるのは、ロンドン大学認知神経科学のエレノア・マグワイアの研究だ。彼女は、海馬に損傷をもつ患者にこのように尋ねてみた。「たくさんの展示物がある博物館のメインホールに立っていると想像してください」とか、「美しい南国の白い砂浜に横たわっていると想像してください」というように。

そして患者が答えたイメージを詳しく聞き取っていくと、ある特徴が浮かび上がってきた。

それは、患者のイメージの中に空間的表現の一貫性がみられないという特徴である。あるいは、周囲の環境や全体像への言及が乏しく、部分的、限局的な表現に始終する傾向だった。ヒトが海馬を損傷すると、新しい情景やシナリオを想像したり、未来について考えたりする能力まで低下する事実が明らかになった。

時系列化については、海馬では時間の経過に関わるニューロンが発見されている。時間細胞と呼ばれるこのニューロンは、時間の流れ、順序を符号化しているという。ちなみに、時間といっても秒針のような絶対的な時間は符号化しておらず、出来事全体の10分の1だとか半分といったように、相対的な時間経過に反応していることがわかっている。

私たちが家で仕事や家事をしながら映画を観ても、断片的なシーンが記憶に残るだけで、結局どういうストーリーだったかまではつかめない。海馬を損傷した患者の記憶の特徴は、こうした状況に少し似ている。とどのつまり、海馬という場所は、経験の中の異質な要素を結びつけていくという、いわば時空間的な文脈を提供しているのだろう。海馬は、昔の体験の回想や、新しいイメージの創造に貢献しているのだ。

記憶を再構成する

マーの発想通り、海馬には記憶の補完機能があるようだ。一部分から全体を想起すること

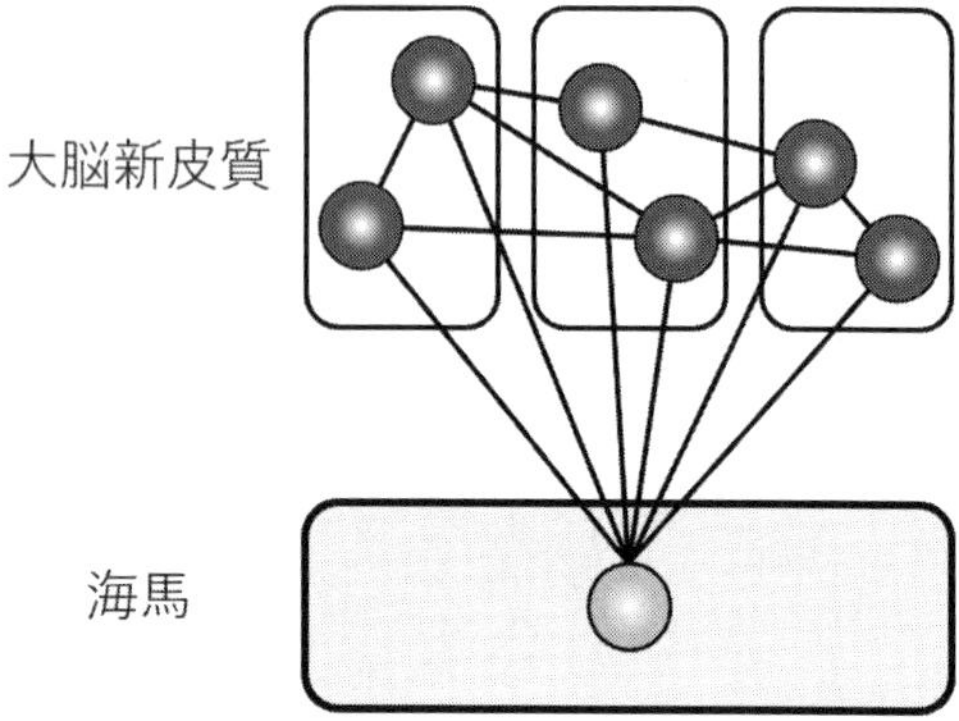

図5-4　大脳新皮質間でも結合が強化され、容易に自己連想ができるようになる　Barry & Maguire (2019)

が可能で（自己連想）、さらにサッカーの例のように時系列の予測も可能だ。その際は、いとも簡単に高速再生できる。このように符号化されるからこそ、私たちは出来事の時系列を短時間のうちに思い出し、自分の行動意思決定に利用できる。こうした優れた海馬の機能は、過去の出来事を想起するのと同じくらい、未来のシナリオを描くためになくてはならない。第6章で述べる行動計画や思考の基礎を担うのだ。

繰り返すが、海馬にあるのは過去の記憶そのものではなく、記憶を再構成する働きだ。すなわち、海馬は、すでに固定されている新皮質の記憶の断片を抽出し、まとまったあるエピソードとして空間的に「組み立てる」ことができると考えられている（図5-4）。

以前、著者（乾）が田中茂樹とともに健忘症の研究を進めていたとき、自分の記憶再生に関して患者が、「こんなので記憶していたと言えるのでしょうか」とつぶやいたことがあった。記憶再生テストは正解だったにもかかわらず。この発言の理由について当時我々は、患者がリアリティを感じにくいか、イメージが作りにくいからだと想像していたが、今思えば、まさに再構成時の困難さを表明していたのだろうと思う。

睡眠は記憶の強化と要約を行う

記憶には睡眠が大事だと、どこかで聞いた覚えがないだろうか。実際、多くの研究からわかっていることは、テストなど課題の成績が、睡眠をとることによって上昇するということだ。睡眠は記憶を固定化するのに重要で、最近の記憶を再生して長期保存できるよう安定させる。だから、試験前はかならず寝ておきたい。

リエージュ大学病院のピエール・マクエが行った研究では、昼間、ある課題を学習しているときに活性化していた脳部位が、レム睡眠中に再び活性化されたという。さらに、その課題の成績は睡眠後に上昇していた。こうしたことから、レム睡眠中に記録された脳活動というのは、昼間の学習を強化していると考えられる。やはりレム睡眠中に観察された脳の再活性化が、記憶や学習に有益だったのだ。

マーの海馬理論以降、海馬が新しい情報を保存すること、また睡眠中にこれらを大脳新皮質に固定化することが、多くの研究や理論で支持されるようになった。ふだん睡眠中の脳はレム睡眠とノンレム睡眠を交互に繰り返しているが、ここで、新しい情報を既存の知識と迅速に統合していると考えられる。ただ、このような記憶の固定化のメカニズムは、現在も研究途上である。

一つ重要な仮説を紹介しよう。シナプスのホメオスタシス仮説と呼ばれるものだ。2003年、ウィスコンシン大学精神科のジュリオ・トノーニとキアーラ・チレッリは、睡眠が果たす重要な役割を提唱した。それは、重要なシナプスだけを残して、冗長な（余分な）シナプス結合を刈り込むというものだ。つまり、睡眠中にシナプスの刈り込みを行うことで、エピソードの要約を作っているともいえる。トノーニらの仮説が発表されたのち、実験からも同様の結果が確認されている。

概念細胞の発見

さて、ここからは概念細胞という一風変わった名前のニューロンを紹介したい。2012年、英国レスター大学生物工学のロドリゴ・キアン・キローガの発見だ。キアン・キローガは、海馬とその周辺に、概念細胞と呼ばれる細胞を発見した（図5－5）。

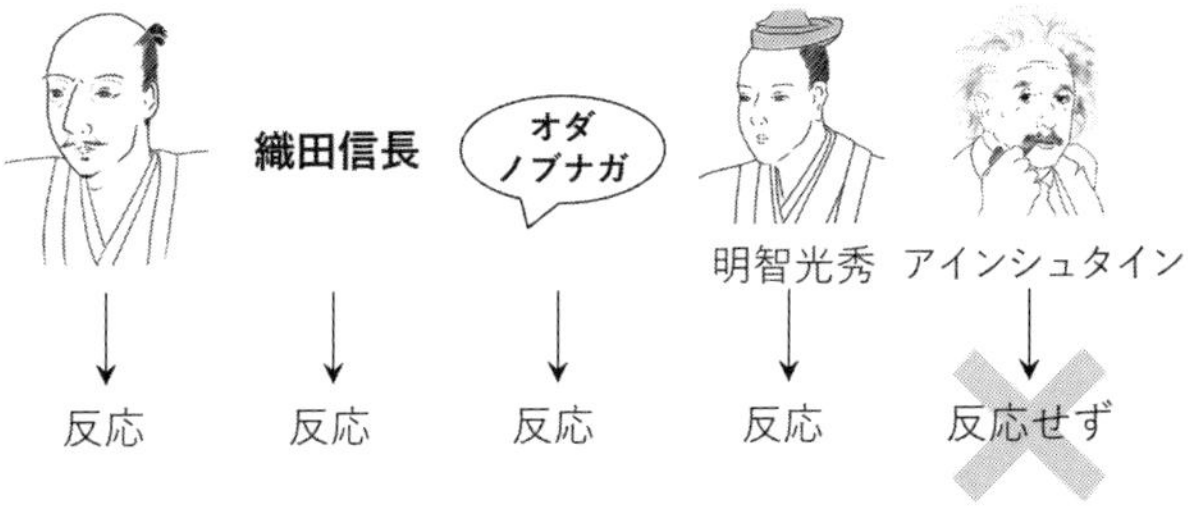

図5-5　概念細胞の反応の仮想例

概念細胞は特定の人や物に選択的に反応するニューロンのことをいう。たとえば、俳優ジェニファー・アニストンやブラッド・ピットなど。その人物を写したさまざまな写真（たとえば顔や全身の写真、服装など）のどれを見てもある特定の細胞が反応したのだ。他にも、その人物の名前の文字列、あるいは共演者の写真を見ることですら、同じ細胞が反応したという。

さらに、シドニーのオペラハウスの写真に反応を示す細胞も見つかった。興味深いことに、この細胞は異なる4枚の写真（いずれもオペラハウス）に反応したばかりか、インドのバハーイー教寺院の写真5枚にも反応した。なぜなら、患者がオペラハウスとバハーイー教寺院を混同していたためだ。そう、混同するというのも脳活動の結果である。

概念細胞は、一人の人の顔を認識するだけでなく、その人の名前や関連する人たちの情報によっても活性化される。一つの概念に反応し、さらに関連する概念にも反応するという意味では、異なる概念を結びつけたり、抽象的なイメージを符号化する働きを担っていると考えられる。だから、概念細胞はエピソード記憶にとっても重要な存在である。たとえば「先週、私は友人と一緒に映画を観に行った。その映画の主演がこの女優だった」という記憶でも、その友人や女優をかたどる概念細胞が働いているはずだからだ。

場所細胞の発見

もう一つ興味深い細胞を紹介しよう。海馬にある場所細胞である。これは、1971年にユニバーシティ・カレッジ・ロンドン神経科学のジョン・オキーフが、ラットの海馬で見つけたものである。この場所細胞の研究で、オキーフらは2014年にノーベル医学生理学賞を受賞している。

ラットがある特定の場所を通り過ぎるとき、ラットの場所細胞の活動が上昇することがわかった。たとえばA地点、B地点と場所ごとに反応するそれぞれの細胞をイメージしてみよう。ところで、ラットは迷路の道順を覚えることができる。迷路をあちこち行くあいだに、A付近を通過するときには場所細胞Aが、B付近に来ると場所細胞Bが活動するようになる。加えて道順を覚えるには、A地点とB地点の関係性も記憶していなければならない。Aを過ぎるとBがあり、その後Cに至るというように。この場合も、それぞれの場所の風景などの情報は感覚連合野に記憶されており、場所細胞はあくまで、いわばインデックスなのである。

海馬の脳波を測定すると、4から8ヘルツのシータ波が観測できる。これは神経細胞が集団で活動したときに現れる波形だ。先の発見から20年以上が経過した頃、オキーフは海馬のシータ波によって、探索する場所の順序が符号化されていることを発見した。波形には上がり下がりのタイミングがある。それぞれの場所細胞が、どのタイミングで活動するかが鍵だったのだ。ある地点に近づいたとき、シータ波の波が底にあるタイミングでその場所細胞が活動する。そこを過ぎると、波が上がるタイミングで活動する別の場所細胞がある。このように、場所と波形のタイミングを利用して、ラットは見事に道順を覚えられていたのだ。

迷路を学習したあと、眠っているラットの脳活動を調べると、場所細胞が道順通り再活性している。人でも覚えた記憶が睡眠中に再活性化することで、固定化が進むことはすでに触れたが、ラットもそうである。これにちなみ、2010年にマサチューセッツ工科大学生物学の利根川進のグループがきわめて興味深い発見をしたので紹介したい。

利根川は、抗体生成の遺伝的原理の解明により、1987年日本人で初めてノーベル医学生理学賞を受賞した人物だ。彼らはラット用の同一の直線通路を二つ用意し、L字型に設置した。ラットには片方の通路だけを何度も走行させておき、もう片方は行けないが見えるようにしておく。迷路に慣れたあと、しばらくラットを休憩させて脳活動を調べてみると、慣れた通路の場所細胞が経路順に活動していることが確認できた。ところが同時に、まだ走行していない通路の場所細胞も、経路の順に活動していたという。これは、未来の空間体験の前に場所細胞が活動していることを指す。道順再生（リプレイ）ではなく、予行演習（プレプレイ）と名づけられた。

海馬は、過去の記憶を想起するときに活動する。予行演習に海馬が関わっているとはどういうことだろう。興味深いことに、左脳の海馬も右脳の海馬もその機能に障害を負った前向性健忘症の患者は、新しいことを想像する能力に支障をきたす。ここからわかるように、新しい通路の予行演習は、イメージ機能を駆使して行う未来に向けた活動そのものだ。すなわち、過去の記憶についても未来の想像についても、それらを想起するためには、私たちは同じ海馬の機能を利用しているのである。

最近になり、理化学研究所の藤澤茂義らが、場所の記憶に限らず一般の出来事の順序についても、同じ原理で符号化されていることを見出した。シータ波の波が下がるタイミングでは過去の情報が符号化される。逆に、底になると現在の情報が、上がるタイミングでは将来の情報が表現される。このように出来事の順序が、波形の上がり下がりのタイミングで記憶されているからこそ、実際に出来事が次々と起きた速さよりも速く脳内で再生することが可能なのである。経験した出来事の時間が圧縮されているのだ。これにより、記憶系列を高速で思い出し、これから起こることに備えることもできる。他にも、この仕組みを利用して電話番号の系列（数字の順番）を記憶したり、思い出すことも可能になる。

運動予測——ボールを見てバットを振る

野球の経験がない人にとって、こぶし大の野球ボールをあの細いバットで打つことは、そうたやすいことではない。よもやバッティングセンターで１３０キロ超の球を打つとなれば、ボールが近づいた瞬間に素早くバットを振ったとしても、振り遅れるのは当たり前だ。ボールとの距離を見計らって腕を動かしたはずが、いつも振り遅れてしまうのはなぜか。原因は、私たちの神経伝達の仕組みにある。

たとえば、光など何らかの視覚刺激が提示されてから、それが私たちの視覚野に伝わるまでの時間は約１００ミリ秒（０・１秒）。さらに、運動の指令信号が運動野から出て、筋肉が収縮するまでにもおよそ１００ミリ秒かかる。このように、神経系の情報伝達には大きな遅延がある。ボールを見てバットを動かし始めるまでに、大体０・２秒のタイムラグが生じてしまう（図５−６）。

ただし、私たちが知覚するこの世界がつねに過去のものかといえば、そうでもない。こうしたタイムラグを補正するため、私たちの脳に備わっているのが予測という機能だ。練習を

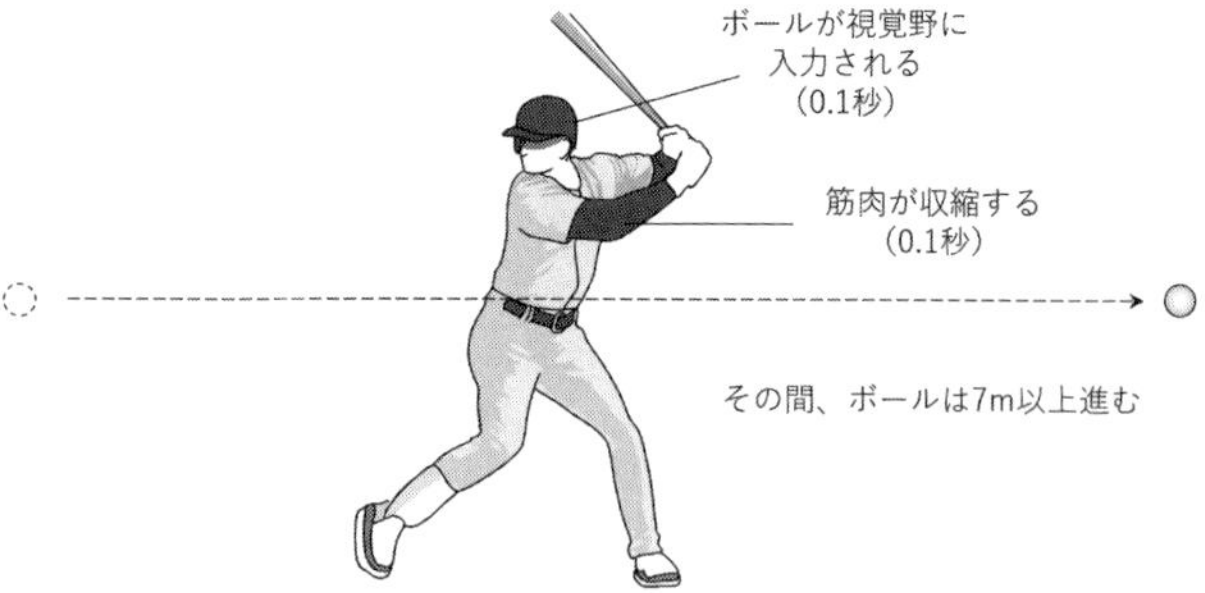

図5-6　**知覚と運動の予測**　数字は視覚神経と運動神経の遅延時間

積んだ選手は、ボールをよりはっきり見ることができる。脳が球種や軌道などを正しく予測して、見取っている。もちろん、バットを振る際の腕の運動も重要だ。脳は知覚だけでなく、運動予測も行っている。

身体化による認知

コップを買おうと店に行けば、色も形もさまざまなコップが並んでいる。だが、どれを見てもコップだとわかる。コップの使い方ももちろんわかるし、テーブルに置いたコップを、スマホを見ながらでも手を伸ばしてつかむことだって可能だ。当たり前で、何も特別なことではないと思われよう。

ところが、コップを見るときの脳は、実際コップで水を飲むかのようにして、脳内で仮想的な運動を再現しながら理解している。脳で体の一部を仮想的に動かして理解することを、「身体化による認知」という。これはきわめて重要な機能で、外界を把握するとき、私たちはたえず「身体化による認知」を行っているといっても過言ではない。

筆者らは2004年頃より、イメージを作り上げたり変換したりする基盤に、身体の仮想運動があると考え実験を行ってきた。そこからわかったのは、イメージを生成、変換するとき、視覚世界を脳内で作り出す機構の他に、運動を制御する脳機構も働くということだった。たとえば、アニメーションのように動的なイメージを生成するときは、視覚と運動をつなぐ部位、つまり頭頂葉が深く関与する。やはり、身体を使ってイメージを作り上げているのだ。

第2章の復習になるが、私たちはミラーニューロンにより、他者の動作を自分の動作として理解していたことを思い出そう。これも、他者の運動を自分の脳の運動系を使って理解する、身体化による認知である。

メンタルシミュレーションの仕組み

2006年頃より、小川健二、杉尾武志と筆者（乾）は、予測機能が脳内のどの部位で実現されているかに注目した。というのも、イメージと予測機能は密接なつながりがあり、イメージ生成の基盤が脳の予測機能といっても過言ではない。ここで何がわかったのか。

ディスプレイに表示される点の動きを、マウスカーソルの操作で追跡するときの脳活動を

fMRIで調べた。その結果、手の位置の視覚情報予測、予測誤差、予測の更新はいずれも、頭頂葉の別々の場所で処理されていた。ちなみに、予測の更新を行う部位は、第2章で紹介したミシェル・デムルジェラが報告した、電気刺激をしたときに運動する意図を持って手足を動かそうと思った部位とほぼ一致した。ここからいえるのは、予測を更新し、新たな予測を発することで、運動の意図（自分で運動を起こした）を感じるのではないかということだ。

脳内にイメージを作るとき、私たちはまず頭の中で仮想的な運動を行っている。すると、その動きの結果起こるだろう感覚が生じ、これがイメージにつながると考えられている。

そして、私たちがイメージを作れば、それを脳内シミュレーションに利用することができる。もしあなたが車に興味があり、次はどんな車を買おうか想像しているとしよう。昼間にディーラーで見た車を、家に帰ってから頭の中で再現することができる。そのとき、車を少し回転させて斜め後ろから眺めたり、運転席に座ってみることもできる。このように、実際に行動せずに頭の中でシミュレーションすることを、メンタルシミュレーションという。

マックス・プランク研究所のリカルダ・シュボッツの研究では、参加者がイメージを作るとき、出された課題に応じて、運動前野における目や口、手、足をコントロールする部位のいずれかが活動したという（図5－7）。ちなみに、運動の準備や計画を担うのが運動前野、実際に運動指令を筋肉に送るのは運動野だ。やや詳しく紹介しよう。物を回転させるという

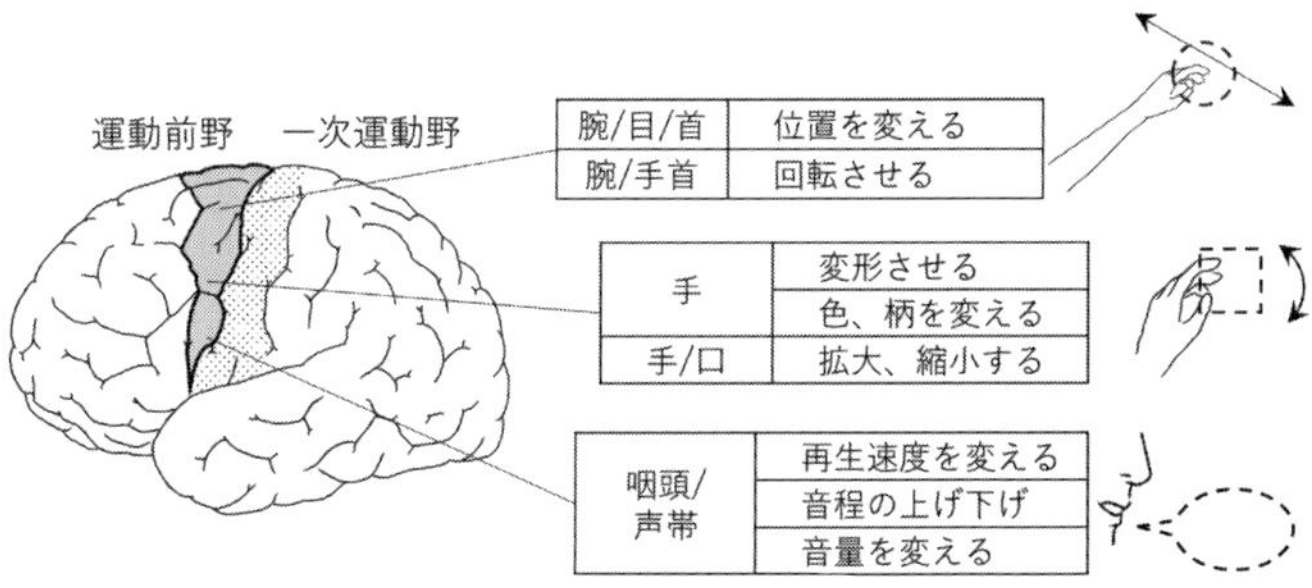

図５-７　**運動前野が司る身体部位とイメージ生成部位の対応**
Schubotz（2007）を参考にした

イメージを課題に出すと、手を動かしていないにもかかわらず、運動前野の中でも腕や手首をコントロールする部位が活動し、物の色や柄を変えるという課題には手をコントロールする部位が働いた。ここまでは、なるほどと思うかもしれない。

だが意外なことに、聞いた音の再生速度を変更したり、またその音量を上げ下げするといった課題では、咽頭や声帯をコントロールする部位が活動したという。これが声量を変えるという課題ならわからなくもないが、実際はもっと広範囲に、私たちは脳の運動系を駆使してメンタルシミュレーションを行っているようだ。

では、脳はどのように働いてメンタルシミュレーションを行うのだろう。先に紹介した視覚と運動をつなぐ頭頂葉の後方には、物体の面の向きや長軸方向などを解析する場所がある。また、頭頂葉の前方は、物体をうまく把持するための調整を行っている。

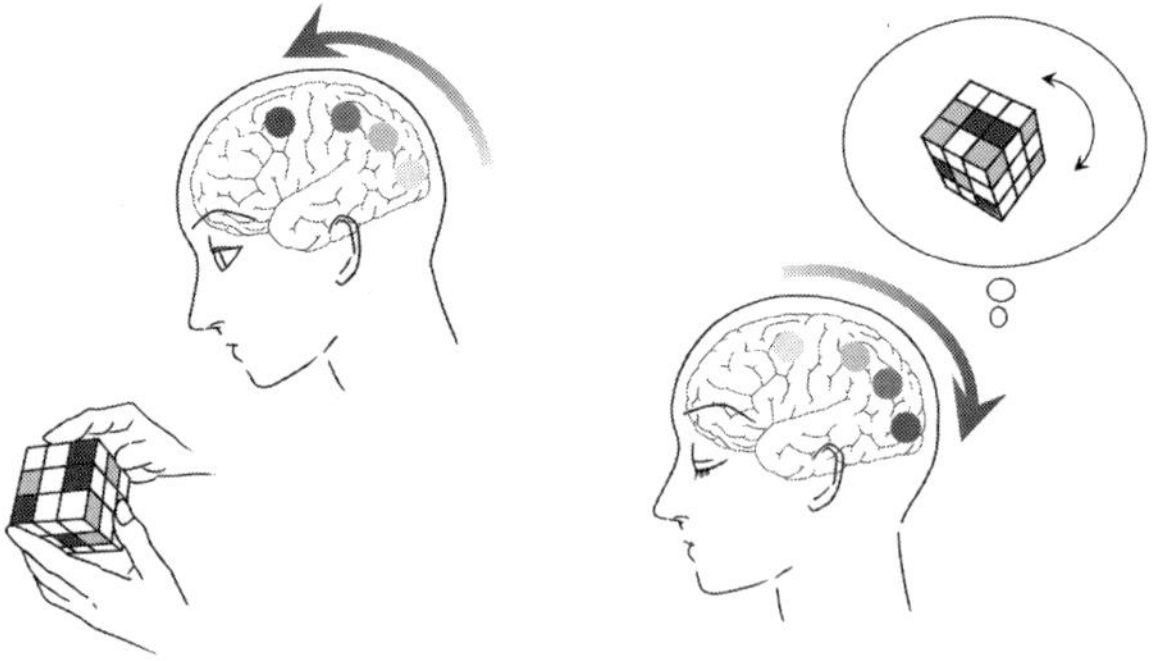

図5-8　手で物を操作するとき（左）と操作するイメージを作るとき（右）の脳活動　後者は前者とは逆に、運動前野→頭頂葉→視覚野の流れで信号処理する

だから後頭葉の視覚野で物体を知覚し、頭頂葉で向きや軸方向を確認し、その上でさらに前方の運動野で手を動かすのだ。つまり、目の前に実在する物を手で回転させるとき、神経信号は脳の後方から前方に流れるといえる。

そこで2009年、筆者らはある仮説を立てた。イメージしたものを脳内で回転操作する場合は、この逆の流れが起こるだろうと。つまり、神経信号が脳の前方から後方へ、具体的には運動前野↓頭頂葉↓視覚野という流れで処理されると想定した（図5-8）。

この仮説を確かめるべく、2014年、笹岡貴史、水原啓暁と筆者（乾）は共同研究を行った。この実験では、参加者に時計の針が動くイメージを作ってもらった。もちろん、針が動く速度はあらかじめ見本の時計で覚えてもらったが、その動きを脳内で忠実に再現しようとすると、それなりに集中しなければならない。参加者にはこうして、合図があるまでの数秒間、針が動くイメージを作る。そのあいだ、脳波とｆＭＲＩで参加者の脳活動を計測した。脳波は時間分析に優れており、ｆＭＲＩは脳部位の特定に長けている。

さて、実験結果はどうだったか。従来から、運動に関係する脳部位が活動すると、ベータ波という特定の周波数をもつ脳波が抑制されることが知られていた（運動するとベータ波が抑えられる）。そして予想通り、この実験中に参加者は運動などしていないが、ベータ波が抑えられていたのだ。しかも、針を大きく回転させるイメージをしたときほど、ベータ波も大きく抑制されていた。

シュボッツの研究と同様に、実験中は運動前野も活動していた。そこが手の運動制御に関わる部位だった。面白いことに、頭頂葉でも活動が確認されたが、その場所は、物体を手や指で操作するときに働く部位、ならびに、物体の向きなどを分析する部位だった。こちらも、針を大きく回転させるイメージをしたときほど大きく活動した。

やはり、私たちが頭でシミュレーションするときには、運動するときと同じ脳部位が働く。つまり、脳では仮想的に運動を行い、それによってイメージが膨らむのだ。私たちがこうしたメンタルシミュレーションを行うのには理由がある。シミュレーションにより結果を推測し、よりよい選択を実現するためだ。そして、ここで重要な役割を果たしているのが、予測機能である。

まとめ

記憶されたエピソードには、多くの感覚や感情が含まれている。エピソードを想起するとき、個々の感覚情報が処理される脳の複数の部位が活動する。経験されるエピソードは、これらの脳部位で処理されると同時に、記憶の再生および固定化に適切な形に海馬で変換される。

記憶の内容は、エピソードを構成する感覚を処理する感覚連合野に記憶されており、海馬は、それらの情報を一つのエピソードとしてまとめたり、記憶の固定化に重要である。一方、エピソードを想起するときにはそのエピソードを再度組み立てる働きや、エピソードの時系列を脳波のシータ波を使って記憶し、予測する機能を持っている。

行動の意思決定や創造性に重要なメンタルシミュレーションでは、仮想的な運動によって生まれる感覚情報が大脳新皮質で活性化され、視覚野のイメージを作り上げることが可能になる。

コラム3　海馬の機能——出来事の順序を記憶し、再生する

「先週金曜日に、会社近くの居酒屋で同僚とお酒を飲んだ」というような、あるエピソードに含まれる「いつ」「どこで」「何を」という情報は、頭頂葉や側頭葉に記憶されており、海馬にはない。海馬が担うのは、各エピソードを構成している情報をまとめ、出来事の順序を記憶しておき、それらを再生する働きだ。

北海道大学数理科学の津田一郎は、時系列の順序を学習することと、出来事の記憶を再生すること、この両者は海馬の中核部にある神経回路網で行われることを、カオス理論を用いて数学的に明らかにしている。ラットを使った実験で、記憶について、現在から過去へ探索する場合と、過去から現在に想起する場合とでは、神経活動は同じく海馬で記録されることがわかっている。

一方で、さまざまな場所にいる自分をイメージするなど、私たちは過去だけでなく未来

の自分も想像できる。ある時間や空間に自分を投影する機能は、頭頂葉のごく限られた部分にある。またこの部位は、第2章で述べたデムルジェらが発見した運動意図を感じるところときわめて近い場所でもある。

海馬は、ある時間や空間に自己投影する機能を司る。未来の自分を想像し、未来の出来事を予測するという機能も海馬にあるのだ。

第6章　高次脳機能——知識、言語、モチベーション

本章ではこれまで学んだ脳のメカニズムを基礎に、より高次の脳機能について考えてみよう。大きく分けて、知識、言語、モチベーションに関する脳の処理機能を紹介する。

モノがわかるとは何か

私たちの周りにはさまざまなものがあり、それぞれに名前がついている。名前があるからこそ、私たちは対象を分類したり区別できる。犬なら、チワワ、ブルドッグ、シェパード……。あなたが街で見かけた犬のことを、「イヌ」と言ってもよいし、「チワワ」と言ってもよい。あまり言わないが「動物」と言っても間違いではない。そしてこの場合、動物→イヌ→チワワの順で具体さが増す。ところで、子どもが街でイヌを見かけると「イヌ」（またはワンワン）と言うことが多いことからも想像できるように、動物→イヌ→チワワであれば、

カテゴリ	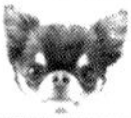	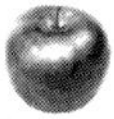	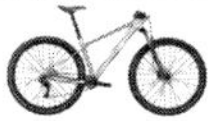
上位	動物	果物	乗り物
基本	イヌ	リンゴ	自転車
下位	チワワ	ジョナゴールド	マウンテンバイク

図6-1　**概念の階層性**

基本表現は「イヌ」となる。

この階層は上から順に、上位カテゴリ、基本（ベーシック）カテゴリ、下位カテゴリと呼ばれている。もちろん、他の事物でもこうした階層を見出すことができる。図6-1のように、基本カテゴリがリンゴの場合は、上位カテゴリは果物で、下位カテゴリはリンゴの品種など。名詞に限らず知識全般を、私たちは自然と階層に落とし込んで理解しているということだ。まさに知識の組織化といえよう。その上で、適切な階層を使って考えたり、他者に伝えたりしている。

そもそも、この世界にある膨大な知識や名前を、私たちの脳はどのように整理しているのだろう。もしかすると図書館のごとく知識を収納できる棚が無数に並んでいて、大分類、中分類……と収納していくことで、対象のカテゴリと階層を理解しているのだろうか。

ところで、知っている物や絵を見せられ、それが何かがわからなくなるという障害がある。視覚性失認という。患者の視野や視力には大きな問題がなく、言葉もわかり、もちろん知能も保たれているにもかかわらずだ。視覚性失認は、認識できないものによって三パターンに分類されている。一つ目が、物体（それが何であるかがわからない）、二つ目が人の顔（知っている人なのに誰だかわからない）、三つ目が街並み（知っている風景なのにどこかわからない）だ。このような失認は、おもに側頭葉の機能障害が原因である。障害が一つだけ現れることもあれば、複数にまたがることもある。ここでは物体の失認について考えてみよう。

私たちが物を見たとき、その視覚情報は後頭葉（視覚野）に送られる。次いで、信号が側頭葉に送られたあと、対象物の認知につながるということは以前からわかっていた。側頭葉のニューロンをさらに詳しく調べたのが、理化学研究所の田中啓治らだ。1991年の報告によると、サルの側頭葉のニューロンは線などの単純な特徴に反応しているわけでなく、さりとて、対象物そのものを符号化しているわけでもない。すなわち、いくつかの対象物に共通する特徴を抽出して反応しており、簡単すぎず細かすぎず中程度の複雑さをもつ特徴を捉えるという。こうしたニューロン群によって、私たちは対象物を認知しているのだ。

さらに最近の人間の側頭葉研究からは、図6‐2のように階層的なカテゴリに対応する形で、脳で符号化されていることもわかってきた。というのも、側頭葉には数センチメートルの大きさで、生物と非生物を処理するエリアが別々に存在している。さらに、生物エリアであれば、体の個々のパーツに反応するニューロン群が存在するらしい。これらの大きさはおよそ1㎝程度。さらに、1㎝程度の顔エリアのニューロン群には、ミリメートル単位で黒目

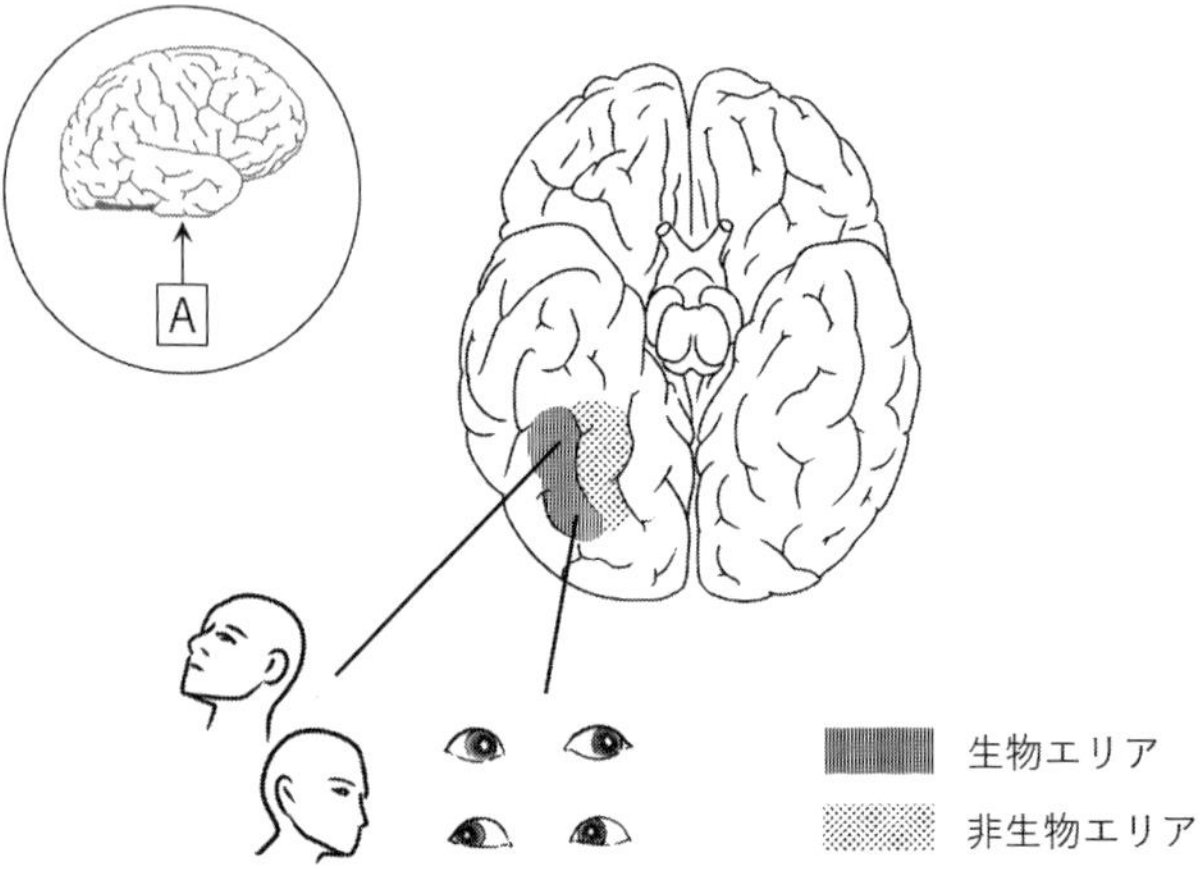

図6-2　**生物・非生物を視覚的に認知する部位**
右側頭葉の底面にある。図は脳をAの位置から見たもの

の方向や顔の向きなどに反応するニューロンが多数存在するそうだ。なお、大脳の前後の長さが15～16cmであるから、1cmはかなり大きな領域だといえる。

したがって、図書館の書架ほどには整っていないものの、私たちが理解している知識のカテゴリや階層に沿った構造で、それぞれ個別に反応するニューロンが配置されているのだ。こうした構造があるからこそ、私たちはカテゴリや階層として知識を理解できるし、あるカテゴリにだけ失認が生じることにもなる（たとえば、物体は正確に認識できるが、顔は認識できない）。

知っているのに名前が出てこないという経験が誰しもあるだろう。カテゴリや対象物を名前に変換する機能もまた、側頭葉に

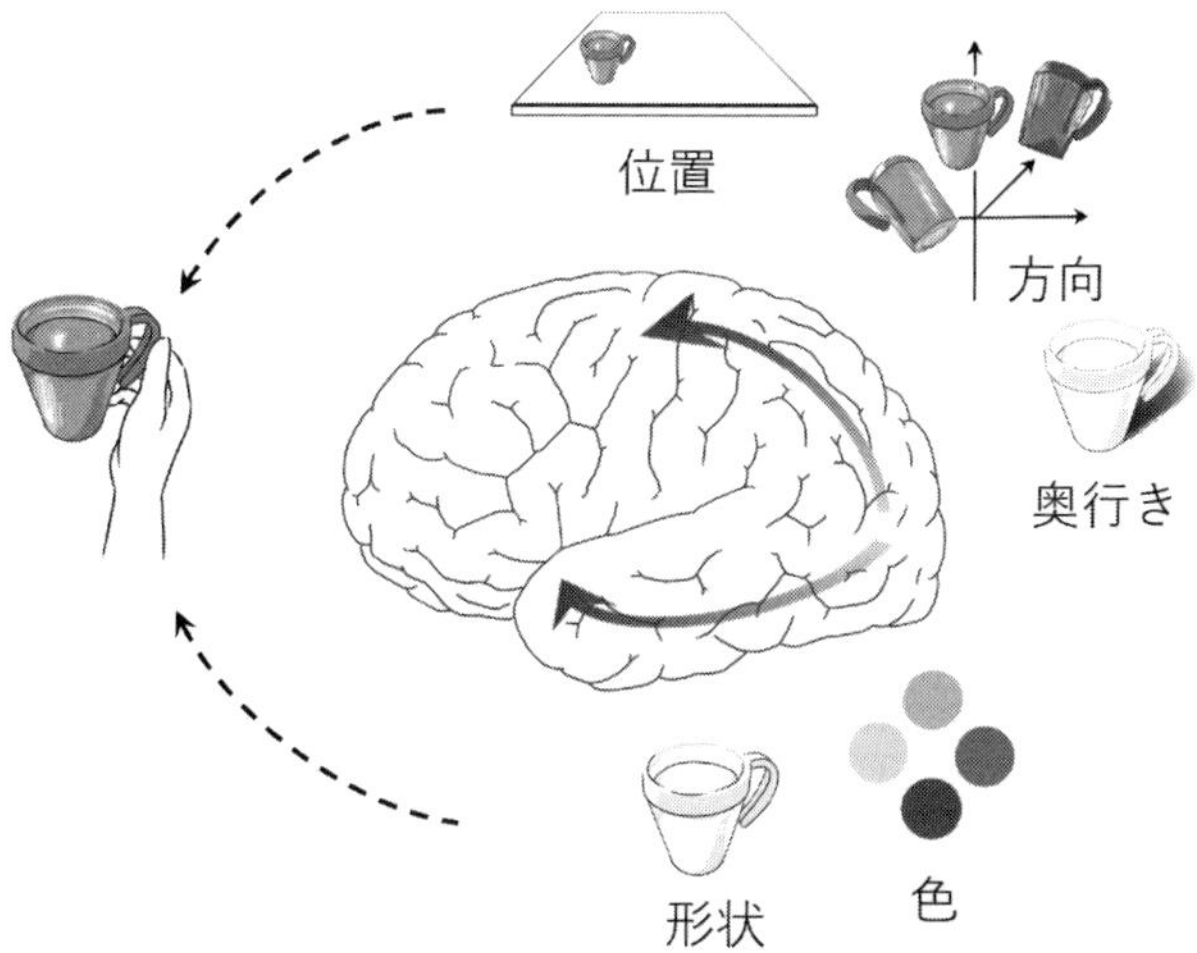

図6-3　二つの視覚系、腹側系と背側系

あるらしい。このため、側頭葉型認知症の人は、対象物の名前がわからなくなることが多い。チワワ→イヌ→動物のように、下位カテゴリから上位カテゴリに向けて徐々に障害が出るようになるのだ。

二つの視覚系経路

ここからは、視覚系経路と呼ばれる視覚情報の処理経路を見ていこう。今、あなたの目の前にマグカップがあるとする。その取っ手がどの方向を向いていようが、それがマグカップだということは一目でわかるだろう。他にも、車でも犬や猫でも、どの方向から見てもそれだと認識できる。これも物体認識機能によるもので、この処理は側頭葉で行われる。

一方、マグカップがテーブルのどの位置にあるか、そしてどの方向を向いているかも、やはり一目でわかる。位置や方向の認識は運動と関係するので、視覚野（後頭葉）と運動野（前頭葉）のあいだ、頭頂葉で処理されるのだ。なお、後頭葉から側頭葉に至る処理ルートを腹側経路、後頭葉から頭頂葉に至る処理ルートを背側経路と呼ぶ。腹側系と背側系、両者が同時にかつ正常に働くことによって初めて、私たちはマグカップを認識し、手に取ってコーヒーを飲むことができる（図6－3）。

動的概念の獲得から言語獲得へ

私たちは、飛行機が飛んでいる様子や、鳥が飛んでいる様子を見て、飛んでいく方向や速度、加速度などを理解することができる。視覚野で分析しているからだ。だが、鳥が飛んでいるときの動き方と飛行機の動き方は異なっている。なぜ私たちは理解できるのか。

カリフォルニア大学発達心理学のジーン・マンドラーは、1992年に次の実験を試みた。9ヵ月の赤ちゃんにさまざまな色や形の飛行機を見せる。その後、鳥の模型を見せると、たとえその鳥が飛行機と色形が似ていても、赤ちゃんはちゃんと区別できたという。このことから、色形といった特徴以外で、赤ちゃんが鳥と飛行機を区別できる何かを持つのではないか考え、これをイメージスキーマと名づけた。

たとえば、自転車の前輪・後輪のタイヤ側面に小さなライトをつけ、真っ暗な道を走るとき、真横から見た光はどのように動くだろう。二つの光が円を描くように動きながらも、二つは同じ速度で進むはずだ。一方、首輪にライトをつけた犬が真っ暗な道を走るとき、光は一直線ではなく多少蛇行するように進み、速度も一定ではないだろう。こうした光の動き方を見ると、後者の場合、私たちは何か生き物が動いていると推測できる。これは、イメージスキーマの働きによる。

他にも図6-4のように、何かが何かを押す動き、何かが何かの中に入る動きもある。また、鳥と飛行機はともに空を飛ぶが、自律的に運動するか否かで異なる。動きに自律性を見出したり、外界にある事物同士の関係性を理解することを助けるのも、イメージスキーマだ。マンドラーはさまざまな事物の動きからイメージスキーマの例を抽出し、十数種類あると考えた。

私たちが世界の事象の関係性を理解する上で、一体、いくつの基本的なイメージスキーマがあればよいのか。2010年、筆者（乾）はイメージスキーマが、カタストロフィー理論によく対応していることを指摘した。カタストロフィー理論は、ルネ・フレデリック・トムが提唱したものである。

1958年、トムは位相幾何学の業績を称えられ、数学のノーベル賞といわれるフィールル

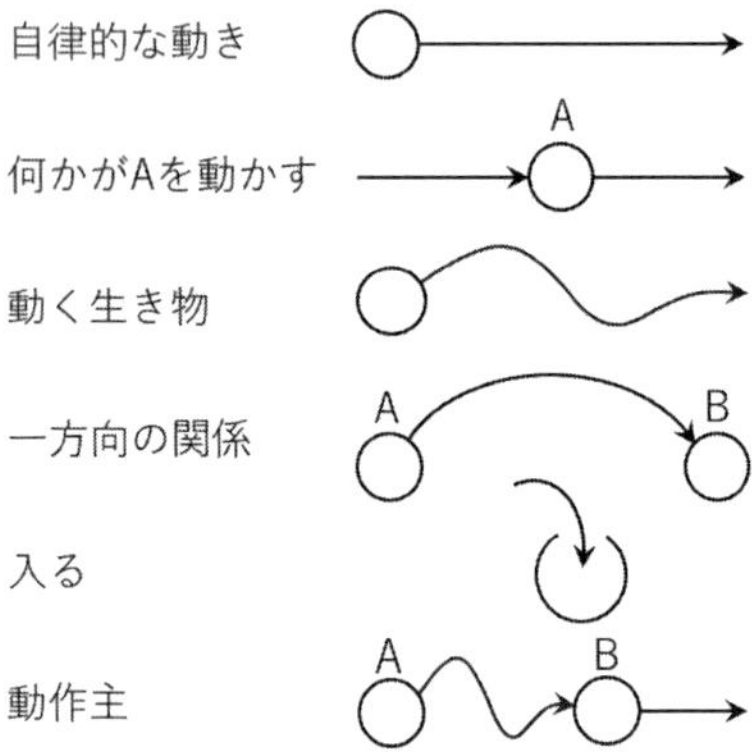

図6-4　イメージスキーマの例　乾（2013）

ズ賞を受賞する。その後、フランス国立科学研究所で新しく考えついたのが「カタストロフィー理論」である。さらに1972年、カタストロフィー理論を応用し、四次元空間（三次元空間に時間が加わったもの）の中で生じる状態の時間変化の仕方が、18種類しかないことを数学的に突き止めている。したがってイメージスキーマの数は18種類だと考えられる。だから、マンドラーがイメージスキーマであげた数は、かなり妥当だったといえる。一方、トムはこのような状態変化の仕方を利用し、人間が文の意味を理解していると考えた。

図6-5は、時間の経過とともに状態がどのように変化していくかを表したものだ。こうした動的な概念を、私たちは発達の過程で獲得してきたと考えられる。そして、獲得したイメージスキーマを使い分けることで、言語を概略的に理解して

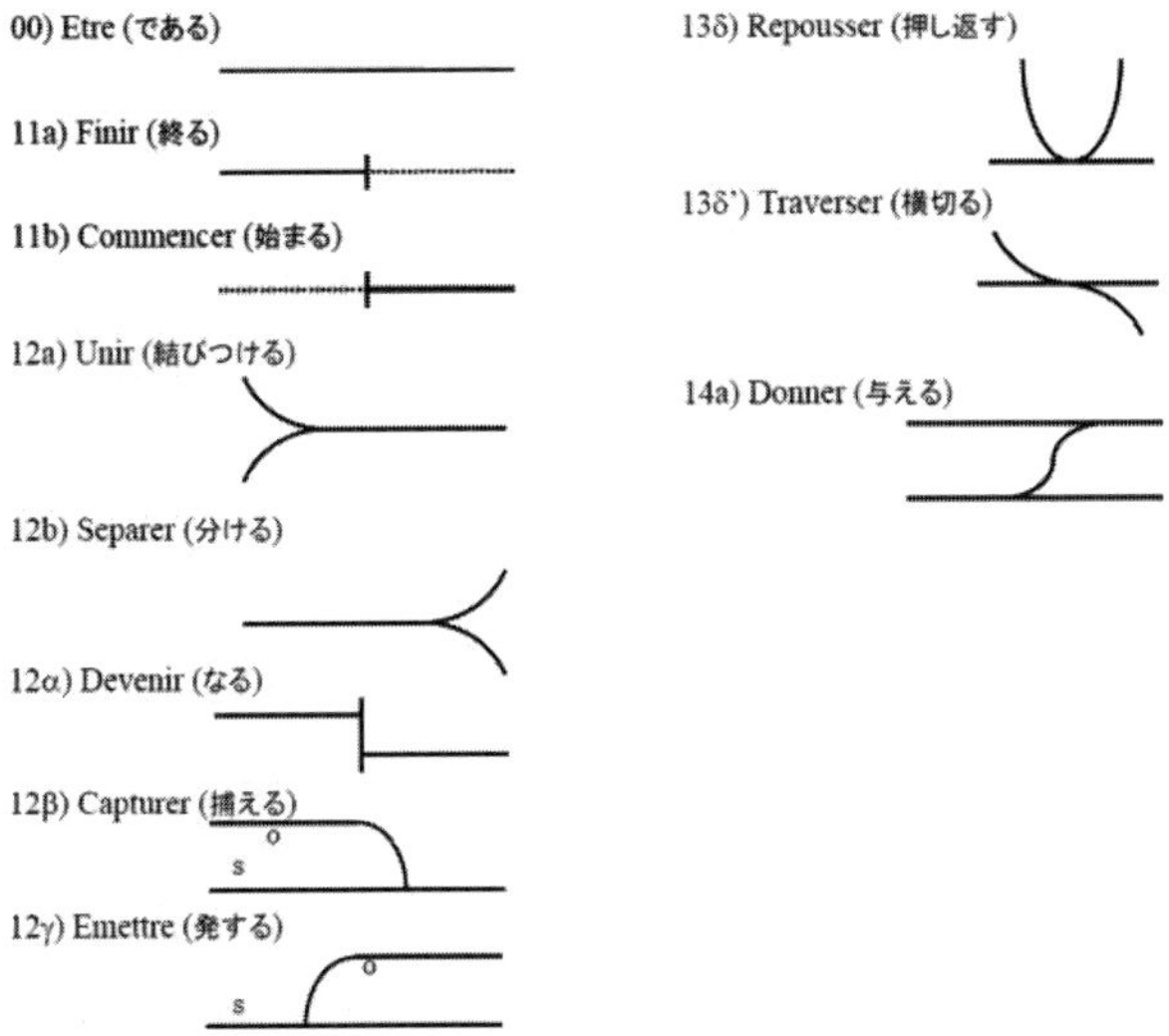

図6-5　文理解における相互作用グラフ
右方向へ時間が進む。Thom（1977）

いるのではないだろうか。

第5章で述べたように、私たちがイメージを作るときには、実際には手足を動かさずとも、運動前野は活動している。イメージスキーマが活動する場所も、おそらく運動前野、とりわけ手や腕に対応する位置だと考えられる（第2章「ホムンクルスの発見」参照）。

意図の理解

目の前の人が、中身が詰まった弁当箱のフタを開けている。このシーンを見ただけで、私たちは、この人はこれから食事をとるだろうと思う。むしろ他の意図は考えられない。それほど私たちは他者の動作の意図を、いともたやすく理解しているように感じる。

ところが、脳の障害によって意図を理解できないこともある。私たちが思っている以上に脳の処理は複雑なのだ。第2章で見たように、私たちはミラーニューロンによって他者の運動を理解することができるが、ミラーニューロンはおもに運動前野にあり、これは頭頂葉と運動前野のあいだにある神経回路で理解がなされると考えられている。

2011年、ユニバーシティ・カレッジ・ロンドン認知神経科学のジェームズ・キルナーは以下の仮説を導いた。頭頂葉とミラーニューロンのあいだに神経回路の背側経路があるから、私たちは他者の動作そのものは理解できる（たとえば、ものをつかむことは理解できる）。だが、その運動の目標や意図（つまりコップでお茶を飲む）への理解は、背側経路だけではこと足りず、視覚野から出発し側頭葉を通る腹側経路で、対象物の形や概念の情報が符号化されてから初めて理解がなされる。そして、この二つの経路は44野（図6－7参照）付近で合流する（図6－6）。二つの経路が働くことによって他者の動作を理解できるという「二経路仮説」は、私たちが文の意味を理解する上でも、非常に重要な働きを担っているのだ。

言語の基礎とブローカ失語

ここまで物体の認知について概略的に解説してきた。ここからは、人間が有する高次脳機

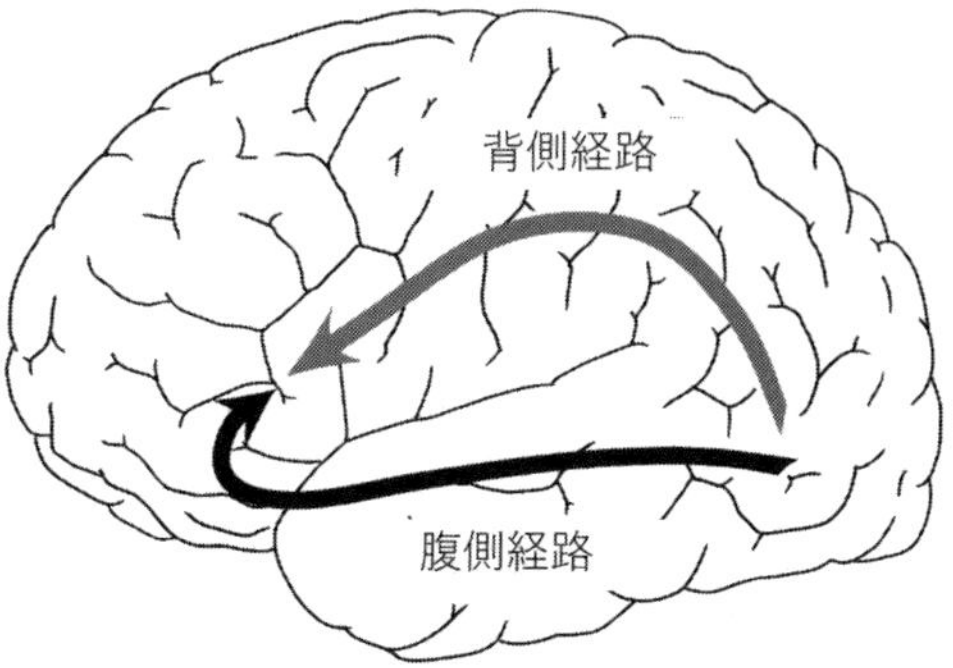

図６-６　二経路仮説の概念図

能の一つ、言語について考えてみたい。物体認知のあとに言語認知を取り上げたのには理由がある。脳の処理上、物体認知と言語認知は似通っているからだ。これを念頭に、一緒に見ていこう。

さて、言語とは何だろうか。言語学を専攻している人や、文章の仕事に携わっている人、翻訳家はともかく、日常生活で言語とは何かを考えることは少ないかもしれない。

まず、言語の基本的な特徴をまとめておこう。言語は、名詞や動詞といった、いくらでも数を増やすことができるオープンクラスの類いと、助詞や接続詞など、数が限定されているクローズドクラスの類いに分けられる。

「太郎が次郎を棒で押した」という文がある。簡単な文章なので、ほとんどの人には意味が通じる。ではこれが、「棒で次郎を太郎が押した」ならばどうか。やはり、意味は通じる。日本語では、多少単語が前後したところで意味は通じる。なぜなら「棒で次郎を太郎が押した」には、三つも助詞が含まれているからだ。もし助詞を省けば、「棒　次郎　太郎　押した」となって、何が何だかさっぱりわからない。英語と違い日本語は助詞が強力だから、語順が変わっても意味をなすのだ。ちなみに、最初の文を基本語順文、次をかき混ぜ文という。

さて、パリ大学の外科医で解剖学者であったピエール・ポール・ブローカが、1861年、ある患者と出会う。理解力や精神機能には問題ないが、「タン」以外の言葉を話さないから、患者は「ムッシュ・タン」と呼ばれていた。死後に剖検《ぼうけん》を行い、患者の左脳の前頭葉の下あたりに脳梗塞があったため、ここに人間の言語表出機能があるのではないかとブローカは考えた。現在、ここはブローカ野と呼ばれる、言語中枢の一つである（図6－7）。のちに、ブローカ野を含む、ある程度限局したエリアが損傷されることで起こる失語症のことを、ブローカ失語と呼ぶようになった。

ブローカ失語をもつ患者が話すとき、助詞が欠落することが多い。たとえば「ぼく、学校、行く」のように。ところが、同じブローカ失語が英語圏でおこる場合はどうか。このときは、語順が前後したり、助動詞が欠落する。たとえば、I will go home tomorrow が正しい語順だが、Go I home tomorrow と言ってしまったりする（図6－8）。

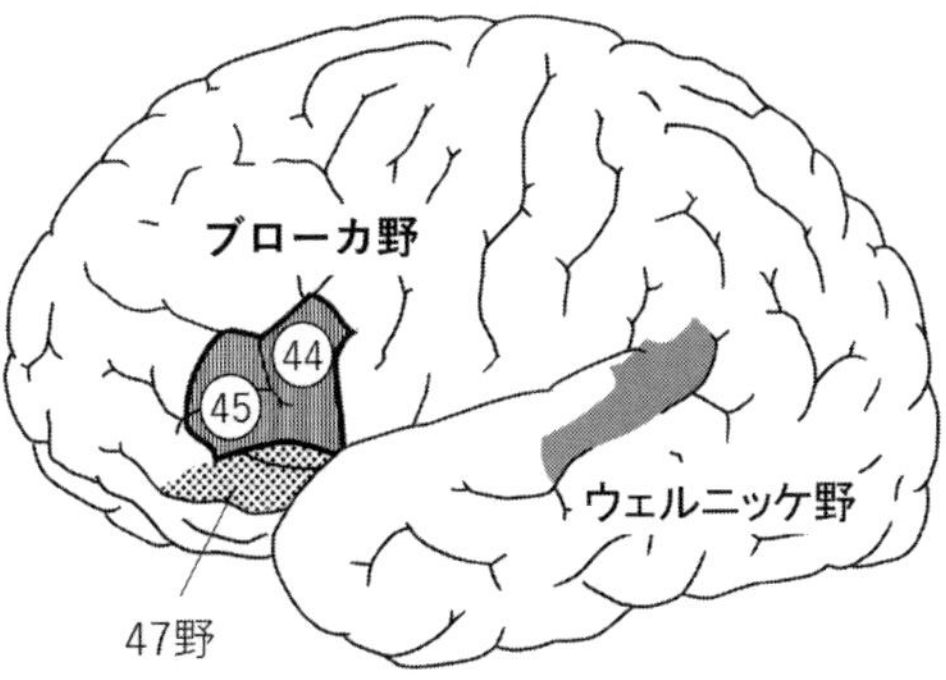

図６-７　左脳にある二つの言語中枢と47野

他にも、可逆文の理解が難しくなることも知られている。可逆文とは、名詞を入れ替えても文法的には正しい文になるものをいう。「犬が猫を追った」でも「猫が犬を追った」でも文法的には正しい（もちろん意味は大きく異なる）。失語症の患者にたとえば「犬が猫を追った」という文を聞かせ、それをぬいぐるみで再現してもらったところ、患者は正しく理解できないことがわかった。他にも、受動態の理解が困難になることも知られている。

２００７年、筆者（乾）らは健常者に単文を見せて、文法的に正しいかを判断してもらう実験を行った。具体的には、正しい助詞が使われているかどうかを判定したところ、その判断中にブローカ野のすぐ下のエリア（47野）に活動が見られた。また基本語順文とかき混ぜ文では、かき混ぜ文を判定しているときのほうがブローカ野の活動が高くなった。

・助詞が欠落する（電文体調）
・受動態の理解困難
・可逆文の理解困難

図6-8　ブローカ失語の特徴

２０１０年、東京女子医科大学神経心理学の永井知代子、岩田誠と筆者（乾）は、ブローカ失語をもつ患者に検査協力を依頼し、特にブローカ野内の前方部分（45野）がかき混ぜ文の理解に重要な役割を持っていることを突き止めた。45野は、名詞のあとについている「が」「に」「を」といった助詞の意味を正しく理解し、文全体の意味理解を可能にしているのだ。

一方で、ブローカ野内の後方部分（44野）は、複文の意味理解に寄与している。複文とは、文の中に文が埋め込まれているもので、たとえば「ゾウはトラをたたいたリスを抱きしめた」のような文をいう。ここでは詳しい説明は省くが、複文の理解は単文に比べると複雑な操作が必要だ。こうした知見から、ブローカ野は文の意味理解、とりわけ文法の処理に重要なことがわかるだろう。

名詞と動詞の理解

１９９３年、アイオワ大学神経学のアントニオ・ダマシオは、脳の一部の機能を失った脳損傷患者の研究を行い、名詞と動詞が脳の別々の場所で記憶されていることを明らかにした。名詞は側頭葉に、動詞は運動関連領

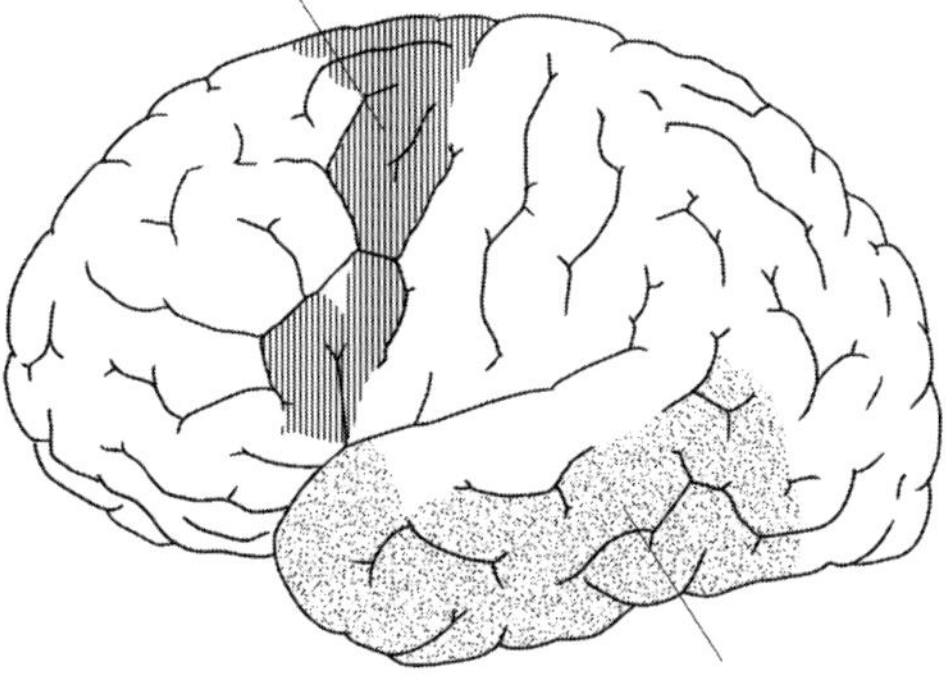

図6-9　動詞（動作語）と名詞（物の名前）が記憶されている部位

野（運動前野）に記憶されているという（図6-9）。

ただし、名詞は抽象的なものではなく、触ったり味わったりできる実際に形あるもの（具象名詞という）に限られる。動詞も、正確にいえば動作語である。動作語では、たとえば「泳ぐ」の他に「水泳」も含まれる点に注意しよう。他にも多くの研究を経て、現在、脳のさまざまな領域で単語の意味が記憶されていることがわかっている。

2010年、パデュー大学神経言語学のデビッド・ケンメラーらは、参加者に動詞の理解に関する実験を行った。ディスプレイ上に三つ動詞を見せて（図6-10）、上段の動詞の意味と似ているものを、できるだけ早く下段の二つから選択してもらった。

Trudge
（とぼとぼ歩く）

Limp
（のろのろ歩く）

Stroll
（散策する）

図6-10　ケンメラーらの実験

図6-10であれば、即座にLimpを選ばなければならない。このように私たちは動作語を正確に理解しようとするとき（たとえばTrudge, Limp, Strollの違いを理解する）、一次運動野と運動前野が活動している。これはおそらく運動前野で具体的な動作語を記憶しているためだろう。

かたや、抽象的な動作語（図の例では歩く）はどうかというと、ケンメラーらによれば、ブローカ野が関わっているという。ブローカ野といえば、ミラーニューロンが多数存在する場所でもあり、そのミラーニューロンは他者の抽象的な動作の理解に関わる（第2章）ことからも、この指摘はうなずける。

すなわち、カテゴリに対応する形でニューロンが配置されているというのは、名詞だけではないらしい。動作語にも抽象的なものと具体的なものがあり、それぞれに記憶されている場所が異なるのだ。

目的語の理解

目的語はどうか。ミラーニューロンにより、たとえばつかむという動作は理解できたとしても、一体何をつかむのかという目的語に相当する情報は、ミラーニューロンに与えられていない。

「大学に行ったあと、デパートに行き、その後さらに喫茶店に行った」という文では、一つの動詞に対して目的語が次々と変化する。ある動詞に対し複数の目的語が瞬間的にくっついたり離れたりする文章でも、私たちが即座に理解できるのはなぜだろう。

筆者（乾）は2010年、これを可能にしているものが、ニューロン間の活動の同期ではないかと考え発表した。第2章で見たように、ある物体の特徴を統合する際、それぞれのニューロンがガンマ波で同期することが重要である。目的語を理解する場合、動作を表すミラーニューロンと対象物を表す側頭葉のニューロンの活動が同期する。つまり、遠隔にあるものが瞬時にそして次々と進んでいく言語処理の特徴を踏まえているのだ。

文の意味理解

筆者（乾）は2005年から、フランス国立科学研究センター理論神経科学のピーター・ドミニーと共同研究を行い、言語学習と理解の脳内ネットワークモデルを提案した。かいつまんで説明しよう。

たとえば、「太郎が次郎に本を渡した」という場合、「が」「に」「を」という助詞のおかげ

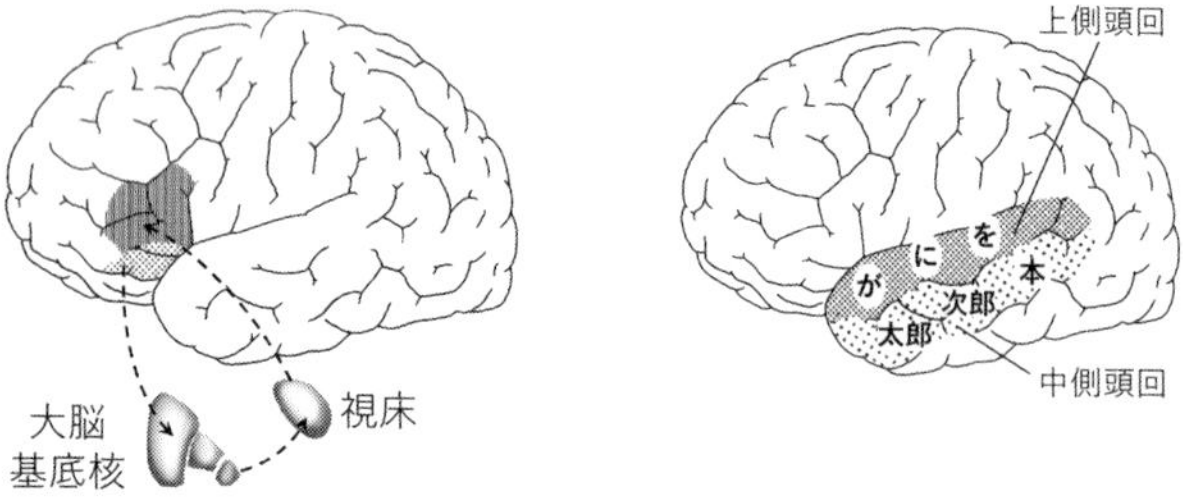

図6-11　**文理解に関係する脳部位**　大脳基底核ループを構成する大脳基底核と視床は脳の深部にあるが、図では外に出して描いた

で、太郎が動作主、次郎は受動者、本は対象物だとわかる。ところが脳内では、「太郎」という具象名詞と、「が」という助詞は、意外にも側頭葉の別々の場所で処理されるのだ（といっても互いに近い場所で、助詞が上側頭回、名詞が中側頭回／図6-11右）。

詳しくいうと、「太郎」「次郎」「本」という具象名詞は、側頭葉からブローカ野内の前の方に送られる。一方、「が」「に」「を」という助詞は、ブローカ野外のすぐ前のエリアに送られる。この時点で名詞と助詞が離れ離れになってしまっているので、助詞が出てきた順序（「が」→「に」→「を」の順）が入れ替わってはいけない。そのため、前頭葉と大脳基底核をつなぐ神経回路（大脳基底核ループ）の助けを借りて、この順序が正しく保たれたまま、先の名詞が一時保存されているエリア（ブローカ野内の前方）に合流するのだ（図6-11左）。

大脳基底核ループは系列の無意識的な学習に重要な役割

を果たしていることが知られている。あたかも2本のベルトコンベヤーが合流し、別の部品が交互にセットされていくかのようだ。このように、「太郎」と「が」、「次郎」と「に」という元の順で正しく組み合わさることで、初めて助詞のもつ意味が正しく付与されるというわけだ。

こうした文法的構造を作る神経回路によって、単文だけでなく、たとえば「太郎は花子から借りた本を次郎に渡した」といった関係節が入った複文でも、私たちはうまく理解することができることがシミュレーション研究によって明らかになった。先述のデビッド・ケンメラーは自身の研究成果から筆者らのモデルを支持している。

近年では、マックス・プランク研究所のアンジェラ・フリーデリッチらも興味深い知見を発表した。複文の文法的処理がブローカ野（44野・45野）でなされるということはすでに紹介したが、彼女らは44野の前半分が文の構造を組み立てる機能を持つとして、ここが言語の最高中枢ではないかと提唱している。

文の意味を理解するメカニズムはどうだろうか。遡ること1998年、筆者（乾）は「運動系列予測学習仮説」を提案した。大まかにいえば、私たちは相手が次に言うだろう言葉を予測しながら聞くことをモデル化しており、模倣と予測という二つの機能が心の発達に重要な役割を果たしていると考えた（図1-6）。

私たちが他人の言葉を心の中で復唱（模倣）するとき、前頭葉のブローカ野と頭頂葉のあいだで双方向に行き交う神経回路が働く。これも、メンタルシミュレーションだ。まず聞いた音声は、側頭葉にある音声認識部位（ウェルニッケ野）で音韻分析され、つづいて頭頂葉で構音情報に変換される。そして構音の系列情報（動詞や目的語が出てきた順序）はブローカ野とのあいだで保持される。こうして、聞いた音声の復唱が可能となる。この回路を使えば、私たちは相手が次に行う運動を（音声の場合は構音情報を）予測することも可能なのだ。

誰かと喋っているとき、言いたい単語が急に思い出せなくなった経験があるだろう。「あれ？　喉元まで出かかっているのに出てこない」。その瞬間、さほどのタイムラグなしに、相手がその言葉を言ってくれたことがなかっただろうか。思わず、「そう、それそれ」と返事をする。なぜ、相手は間髪入れずにその言葉を言い当てられたのか。これも、私たちが相手の言葉を予測しながら聞いていることと関係している。前頭葉のブローカ野と頭頂葉さらにはウェルニッケ野を結ぶ双方向経路の存在は現在、トラクトグラフィーの技術（神経の伝達経路を可視化する技術）によって証明されている。私たちは模倣する相手の動きを受け取るだけではなく、一瞬一瞬、予測している。もっと言えば、模倣にはかならず予測が内包されているといっても過言ではない。

チョムスキーの生成文法

マサチューセッツ工科大学の言語学者ノーム・チョムスキーは、言語学に大きな影響を与えた人物だ。世界中のあらゆる言語に共通する、普遍文法があると考え、長年にわたりその理論化を進めてきた。彼は１９９５年、ついにもっとも基本的な言語処理の操作「マージ」を考えついた。マージとは、二つの文の構成要素（名詞、動詞、形容詞など）を受け取り、そこから新しい文の構成要素を生成する、普遍的で言語固有の組み合わせの演算だ。

たとえば、The と Plane（飛行機）という二つの単語があると、私たちはその二つを受け取って the plane という語句を作ることができる。次に、これを一つの構成要素と捉えると、さらに crash（衝突）という動詞を受け取って、新たに［the plane］crashes という文を作ることができる。さらには、the plane crashes を一つと捉えると、また別の要素を受け取ることができる。こうして次々とくっつけていくと、果てしなく長い文を作ることができるのだ。ここで重要なのは、マージは並列的にくっつけるだけでなく、文中に組み込む操作も同じくできるという点である。すると、文中にあらゆる階層を作ることができるのだ。

たとえば、

Dog chased a cat［who chased a rat］

Dog chased a cat［who chased a rat［who chased a bug］］

のように。

文の中に文が埋め込まれている文（複文）では、一文中に幾層もの階層が生まれる。しかも、私たちが文を聞くとき、初めの語句から時間的に順に入力していくから、最初からどのような階層構造があるのかは知らない。複雑な階層構造であっても、なぜ一度聞いただけで文の意味を理解できるのだろう。もちろん推論の際に文法的知識が重要であるが、それは私たちが文の（隠された）階層構造を推論しているからに他ならない。こうした文法的知識（生成モデル）を持っているからこそ、入力される言語系列から次の品詞が予測でき、文の中核的構造（主語、目的語、述語など）が効率よく抽出できるのである。

予測しながら会話する

次は、カウンセリングの場面を想像してみよう。「相手が私に一生懸命話しかけている。私はそれに耳を傾け、相手の一言一句に注意を払う。そこから、相手が何を求めているのかを理解していく」。会社の会議や部活動のコーチングにもある場面である。相手が話している言葉は、こちらがその人の状態を推測したり、その人の意図を推論するために使う道具となる。

古くから知られているように、ある二人が会話している様子を観察すると、明らかに、聞き手は話し手が言おうとする言葉を予測しながら聞いている。だから、相手の話が終わるか終わらないかのうちに、今度は聞き手が喋り始める（話者交替）。二人の言葉が重なることはしょっちゅうだ。瞬間的に話者が交替するために、聞き手はかなり前から、これから起こる話の変わり目を予測しつつ、発話の準備をしている。

第2章や第3章で述べたように、脳の重要な機能は、感覚信号から環境の隠れ状態を推論することにある。そのために、私たちは生成モデルという知識をもつ。生成モデルは、隠れ状態からどんな感覚信号が作られるかに関する知識だ。生成モデルのもと、感覚信号から環境の隠れ状態を推論している。

言語も推論の道具だと捉えれば、会話とはつまり、音声言語であれば聴覚信号から、手話であれば視覚信号から、相手の内部状態、つまり発話の意図を推論することなのだ。そのためには、相手が言いたい内容からどのようにして単語系列が生まれるのかという「言語の生成モデル」を持っておく必要がある。おそらく一般的な文法を反映したものに違いない。

ここで、知覚と運動の循環の話を思い出そう。私たちは感覚情報を自己実現するように外界に働きかけていた。会話も同様で、話者から発せられる感覚情報（音声会話なら聴覚信号、手話なら視覚信号）から、話者の心（隠れ状態）を推論する。同時に、それを確認するように耳を傾ける。いわゆる自己証明だ。このようにして、次々と処理を繰り返しながら話者の言葉の意味を理解している。

私たちは隠れ状態の不確実性を低下させるように、外界に働きかける。同様に、言語とは、まさに相手の心に関する不確実性を下げるように、予測的に推論していると考えられる。コミュニケーションにおいて、隠れ状態は相手の心の中にある。そう、相手の内部状態とはすなわち聞き手側の外部状態なのだ。

まとめよう。言語処理はおそらく、ブローカ野（特に44野）を中心とするネットワークに支えられていると考えられる。現在も研究が進められているものの、人間特有ともいえる文の階層構造、深層構造が、実際どのような脳のネットワークにより処理・理解されているかは、今のところよくわかっていない。近い将来、生成モデルの形成過程と合わせて、具体的な神経回路が明らかにされるはずだ。

モチベーション（動機づけ）とは何か

さらに一歩踏み出し、私たちが持つ高次の脳機能の一つ、モチベーションについて考えてみたい。たとえば、仕事のモチベーションならやりがいや給料が思いつく。人が行動を起こすこと、あるいはその行動を続けることを支える重要な要素だ。もし、宝くじに高額当選してお金を稼ぐ必要がなくなったら、モチベーションの半分は消え去るだろう。つまり、モチ

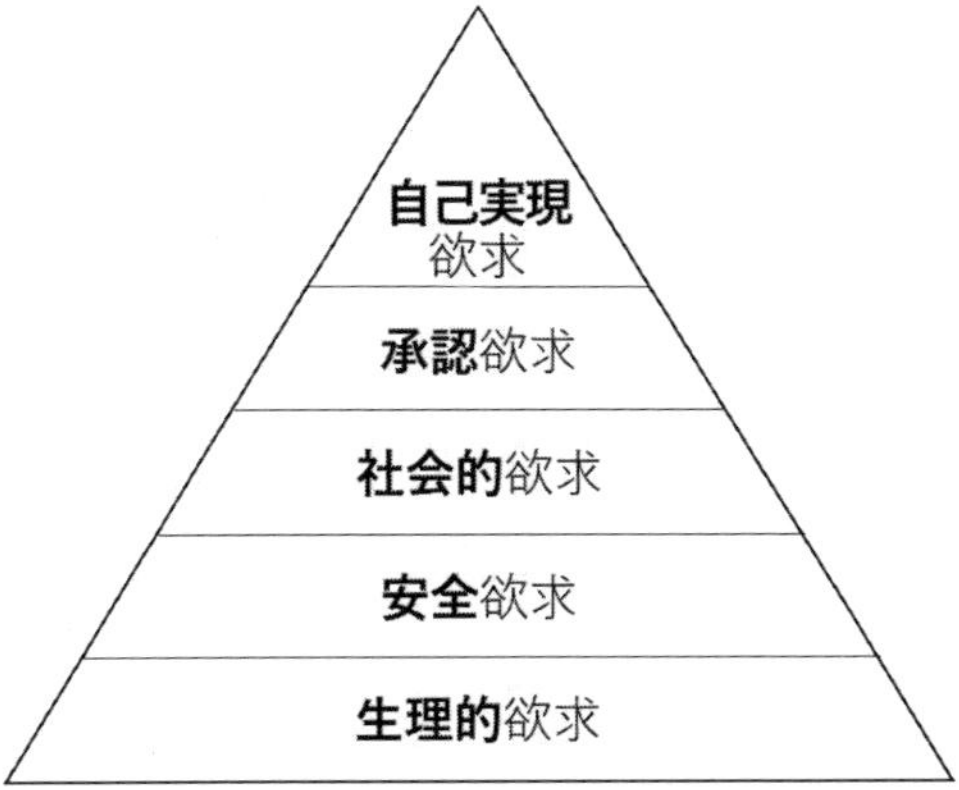
自己実現欲求
承認欲求
社会的欲求
安全欲求
生理的欲求

図6-12　マズローの欲求の階層構造

ベーションは人間の欲求でもある。

ニューヨーク市立大学心理学のアブラハム・ハロルド・マズローが、1943年に発表した欲求の階層構造を見てみよう（図6-12）。マズローがこの理論のもっとも基礎に置いたのが、生理的な欲求だ。たとえば、睡眠欲や食欲。彼はこれを、ホメオスタシス（生体恒常性）によって生じると考えた（第3章）。

生理的欲求が満たされた次にくるのは、安全欲求だ。戦争や災害、犯罪、暴力といった自分への危害を回避しようと行動する。マズローは子どもを観察する中で、次のように述べた。「子どもはある種の乱れのない日常やリズムを好み、予測可能で秩序ある世界を求めているようだ。〔中略〕子どもは、一般に安全で、秩序があり、予測可能で、組織化された世界を好む。そこでは予期せぬことや手に負えないこと、その他の危険なことは起こらない」。

生理的欲求と安全欲求の両方が満たされると、次は愛情欲求や所属欲求といった社会的欲求が現れる。友人や恋人、妻や子どもがいないことにさみしさを感じ、愛情に満ちた関係やグループでの居場所を求め、それを得ようと行動を起こす。

社会的欲求の次に、マズローは承認欲求や自己実現の欲求もあると考えた。欲求の階層構造は今では広く認知され、教育やビジネス分野でも活用されている。しかしながら、科学的根拠がないという批判も一方にある。

実は、マズローもこの五つですべてを説明できると考えていたわけではない。人間には「知りたい」「現実を認識したい」「好奇心を満たしたい」といった高次の欲求があると述べている。そして、「個人の安全性に多大な犠牲を払ってでも、それらがしばしば追求されるという事実は、先に述べた議論が部分的なものであることを切に物語っている」と。

事故や遭難を顧みず故郷を離れる冒険者がいるように、私たちはときに、理論には当てはまらない現実を見ることがある。好奇心や探求心、尽きせぬ人間の欲求を、脳科学はどう説明するのだろうか。

人間行動の基礎理論へ

人が何らかの行動を起こすとき、そこには不足している何かへの欲求が存在し、不足を回避することが行動のモチベーションにつながる。生理的に満たされていないだとか、愛情の欠如だとか。ここでは、不確実性を回避するという観点から説明されてきたカール・フリストンの自由エネルギーについて、欲求との関係を見ていこう。

フリストンは、人が行動するとき、自分のいる世界に不確実性がないよう、あるいは予測が可能になるように行動選択すると考えた。そのため、自由エネルギーの式を、未来の不確実性を表す期待自由エネルギーに発展させている。なぜなら、行動選択の際、私たちはその先（未来）を考える。そこにかならず、未来の不確実性を表す指標が必要になるからだ。

そこでフリストンが提案したのが、「人は期待自由エネルギーを最小化するように行動する」という図式だった。そこから、期待自由エネルギーが二つの価値から構成されることを導き出した。実利的価値と認識的価値である。

期待自由エネルギー＝（負の実利的価値）＋（負の認識的価値）

つまり、二つの価値が大きい行動をとることで、期待自由エネルギー（未来の不確実性）は小さくなるという意味だ。

私たちのモチベーションは、基本的に報酬からもたらされる。動物であれば餌、人であれば金銭や肩書きかもしれない。それらは、自分の外側に存在するか、他者からも見えるという意味で、実利的価値（外在的価値ともいう）と呼ばれている。期待自由エネルギーが最小化されるのは、実利的価値が最大化したときだ、とまず覚えておこう。もし、あなたがある資格を取ろうという場合、自分が望む成果（＝資格試験で100点を取る）と、ある行動をしたときに期待できる成果（＝x点が期待できる）の二項の差がもっとも小さくなる方法が、数ある選択肢から選ばれることになるのだ。さらには、第3章で述べたアロスタシスの場合、平熱や正常血圧を維持することも、実利的価値に相当する。

一方の、好奇心や探求心はどのように図式化できるだろうか。これには、認識的価値（内在的価値ともいう）が関係する。認識的価値とは、ある行動を起こしたとき、どれだけ不確実性が低下するかの量だと考えてほしい。

たとえば、あなたがふと、アマゾンにだけ生息するある希少動物に会いたいと思うとする。だが、アマゾンのどこに行き、どうすれば会えるかはまったくわからない。そこで、いきなり旅行に出かけるのではなく、まずは調べたり、聞いたりするだろう。このような不確実性を最小化する行為が、認識的価値を最大化する行為である。つまり、自分にとって価値ある結果（希少動物との出会い）をもたらす行動の不確実性を取り除く（アマゾンや動物について調べる）ことに他ならない。

同様に、期待自由エネルギーが最小化されるのは、認識的価値が最大化したときだということを覚えておこう。文字通り、認識的価値（内在的価値）は、当人しかわからない価値であり、それを最大化する行動とは、好奇心や探求心に基づく行動選択なのだ。

期待自由エネルギーは、実利的価値と認識的価値から構成されると述べた。二つ価値の和から成るので、どちらか一方が小さくても、もう一方が大きいのはよくない。期待自由エネルギーは負の価値の和なので、期待自由エネルギーを最小化する一番の手立てとは、両方のバランスをうまく取りながら、価値の和を最大化することである。つまり、期待自由エネルギーを最小化しようと、外発的モチベーションと内発的モチベーションが上がるのだ。

アマゾンに向かう旅路で、病気やケガ、盗難といった不測の事態も起きかねないから、回避できる方法があるなら調べておく。不確実性を低下させることはつまり、探究や探索を重ねながら、高いサプライズを避けることである。

ゲーム理論（第1章）は、人間は単にその報酬を最大化するために行動選択する存在だとしている。一方、自由エネルギー原理では、他人から見た価値が高くなくても、リスクが大きかったとしても、人間は絶えず好奇心や探求心に突き動かされながら、不確実性を取り除く存在なのである。

再び注意と視線移動

私たちは、異和感を抱いたり、不思議に感じたものに瞬時に目を向ける。相手と楽しく立ち話をしているとき、相手がぱっと別のところに視線を移すとする。同時に、向こうから歩いて来る犬が目に入る。そこであなたは気づくだろう。ああ、相手は犬に注意を向けたのだと。相手は犬が好きかもしれないし、嫌いかもしれない。だから視界のどこに、どのくらい注目するのかは、人によって違う。行動選択の結果ともいえよう。

1967年、ケンブリッジ大学心理学のノーマン・マックワースらは、参加者に絵を見せ、彼らの視線を調べた。その結果、珍しいものが描かれた細部や、予測不可能な輪郭に対し視線を向ける傾向が高いことがわかった。1978年には、参加者に絵を記憶してもらう実験も行っている。絵を見せると、参加者はただちに絵の中で情報量が高い部分を注視した。注視している時間も長い傾向にあった。長く見る対象や領域のことを、顕著性が高いと表現する。

2009年、南カリフォルニア大学理論神経科学のローラン・イッティが発見したのは、顕著性が高い領域とは、獲得される情報が数学的にもっとも高い領域だということであった（ベイズ・サプライズが高いという）。そして、そこは見ることにより不確実性がもっとも低下する領域でもある。これはまさに、期待自由エネルギーの最小化に基づいて行動しているといえよう。

別の観点でいえば、顕著性が高い領域を見ることで、自分が持っているそれまでの知識（信念）がもっとも大きく書き換えられる可能性があるということだ。私たちは顕著性の高い、要するに、期待自由エネルギーが大きく低下することが期待できる対象に対して、一瞬にして目を向ける。もちろん、多くの候補を並列に処理し、その中から一つの行動を選択しているからこそ可能なことだ。もしあなたが水族館に行き、水槽内にサンタクロースの人形が落ちていたら、即座に凝視するはずだ。そして、これが水族館によるクリスマスシーズンの装飾だと理解するだろう。こうして目を向けたあとに不確実性が大きく低下すると、同じところを再度見ることはあまりしない（この現象は復帰抑制という）。

このように、まずベイズ・サプライズの大きい部分に注意が向けられると（顕在的注意という）、その方向に眼球運動が実行され、視野の中心部に捉えようとする。次に、それを注視することで（潜在的注意という）、視覚信号の精度が高められ、結果として不確実性（サプライズ）は低下する。二つの注意は異なるもので、顕在的注意はドーパミンによって、潜在的注意はアセチルコリンの放出によって、予測誤差の精度を高める役目を担っている（潜在的注意については、第2章「注意機能とニューロン反応の同期」参照）。

行動の決定とモチベーション

難問のゲームに挑戦してゴールが間近のとき、あるいは、推理小説であなたが予想する犯人がいよいよ確からしくなってきたとき、最後まで一気に終えたいという気持ちになる。誰でも、ゴールが近づきつつあるときは、自分が取ってきた行動の正しさを確信し、その行動に対するモチベーションは強化されるはずだ。モチベーションが上がるメカニズムを見てみよう。

知らない街に来てバス停がどこにあるか探しているとき、自分が進んでいる道の先に何人かの人が立っているのが見えたら、それだけで確信度は多少上がるだろう。ある行動を取ったとき、それによってどの程度の期待自由エネルギーが減少するのか、これが行動に対する確信度となる。平たくいえば、期待自由エネルギー（未来の不確実性）の値が小さくなれば、選択されたその行動の精度は高まり、確信度が高まるという図式だ。

さあ、あなたが今いる地点からまず周囲を見て回るのもよいし、周囲の看板を探したり、道行く人に尋ねてもよい。ゴールに向かう行動も複数あって、それぞれの選択に対して精度の高低が割り当てられる。通常は、精度の高い行動が選択されることになる（ドーパミンの働きによる）。精度が高くなればなるほど、確信度が高まる。

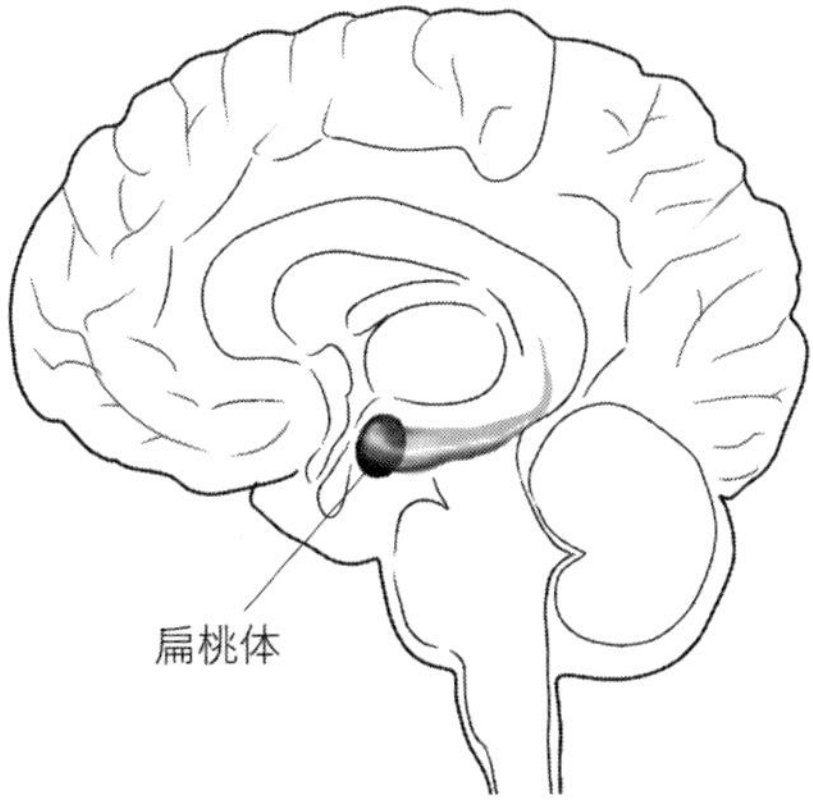

図6-13　扁桃体（黒）は海馬（灰色）の先端に隣接する

以下の場面を想像してみよう。子どもの頃、学校が休みになると、田舎の祖父母の家に遊びに行く。居間に通され待っていると、祖母が台所から何かを持ってくる。祖母の姿は視覚野から側頭葉に伝達され、扁桃体（図6-13）にも伝わる。脳は即座に将来の報酬（美味しいお菓子）を予測して嬉しくなるのだ。

ところがよく考えてみれば、その瞬間ではまだ祖母が持っていたものを子どもは知らない。渋いお茶かもしれないのに、なぜ嬉しくなるのだろう。これは私たちが将来の報酬や罰を予測しているからだ。この報酬予測の学習にもドーパミンが貢献しているという。

予測誤差とドーパミン

ドーパミンが働かないようにしたラットは、口に入れられた餌を食べたり楽しんだりしても、積極的に餌を得るような努力をしなくなる。他にも数多くの研究結果から、ドーパミンがモチベーションと密接に関係していることが知られている。行動を学習したり、行動を決定（意思決定）する際、働くのが大脳基底核という場所だ。ここでも、脳幹から送られてくるドーパミンが重要な役割を果たしている。

ケンブリッジ大学神経科学のウォルフラム・シュルツは、1980年代後半からドーパミンを放出するニューロンの研究を行ってきた。彼の実験で、動物が餌をもらうと、短時間、脳幹のニューロンからドーパミンが放出されることがわかった。そこで、動物にある学習をさせる。たとえば、緑の光が点灯すると、のちに餌をもらえることを学習させる（緑の光のことを条件刺激という）。

動物は当然、条件刺激が提示されると、しばらくしたら餌がもらえるはずだと予測をする。1997年、彼らは学習後の動物に条件刺激が提示されると、ドーパミンが放出されることを示した。これはつまり、実際の報酬がなくてもそれを予測するだけで、ドーパミンが放出されるということだ。

さらに重要な結果が得られた。条件刺激の提示で活動を見せたドーパミンは、その後餌が提示された時点では新たには放出されず、逆に、もらえるはずの餌が出てこなければ、ドーパミンの活動が抑制されたことだった（つまり負の効果）。この結果からシュルツは、ドーパ

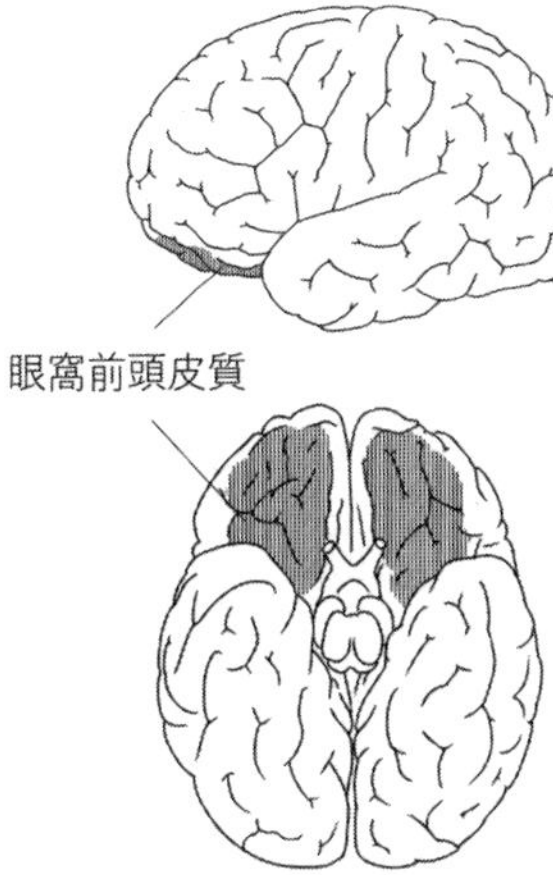

図６-14　前頭葉の底面に位置する眼窩前頭皮質

ミンの反応は報酬の予測誤差を符号化していると考えた。

ところがドーパミンは、報酬という実利的価値がない場合にも放出されることが次第に明らかにされた。そのため、ドーパミンは予測誤差そのものを符号化しているのではなく、予測信号の精度（確信度）を反映しているのではないかと考えられるようになった。

２００８年、生理学研究所の定藤規弘らは、人間が、褒められたり、他人から高い評価を受けたりしても、食べ物や金銭と同じく、それらが脳内で報酬として働くことを突き止めた。子育てにおいて褒めることが大切といわれるゆえんである。ドーパミンの量は、行動選択においてはモチベーション・アップにつながるのだ。

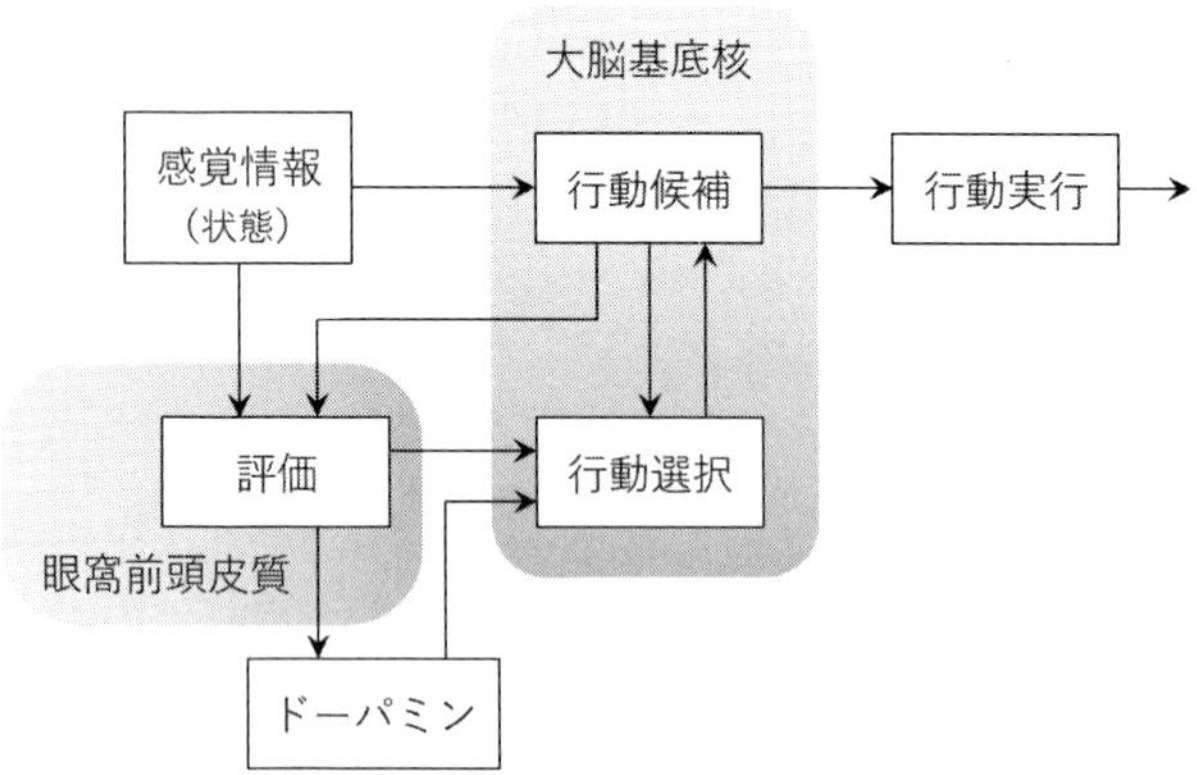

図6-15　大脳基底核で行動が選択される仕組み

未来の不確実性の指標である期待自由エネルギーが、数ある行動の選択肢のうち、どの行動によってどの程度低下するかは、前頭葉のもっとも下に位置する眼窩《がんか》前頭皮質で評価されると考えられている（図6‐14）。

近年の研究では、実利的価値も認識的価値も、ともに眼窩前頭皮質で符号化されていることが実験で明らかにされている。そして、私たちの行動は大脳と大脳基底核を結ぶ大脳基底核ループを通じて選択される。この行動選択のプロセスにおいて、ドーパミンが働くという（図6‐15）。つまり、ドーパミンが働いたことで精度が高められた行為ほど、選択されやすくなるというわけだ。

ちなみに、大脳基底核ループは七種類あり、文の理解はそのうちの前頭前野ループ（図6‐11）で、行動選択は運動ループでなされる。なお、2

000年に沖縄科学技術大学院大学計算論的神経科学の銅谷賢治は、大脳基底核と小脳の基本的計算機構のモデルを示し、その後の神経科学の研究に大きな影響を与えた。

好奇心はどこから来るのか

哲学者であり心理学者のウィリアム・ジェームズは、好奇心を「よりよい認知への衝動」と呼び、自分が理解していないことを理解したいという欲求であるとした。また好奇心は子どもたちを、新規で驚くような性質、つまり「明るく、鮮やかで、びっくりするような」ものへと向かわせると指摘した。

子どもはクワガタやカブトムシを興味深そうに眺める。初めて触れるときは、おずおずと指を近づけてしまい、大きなアゴに挟まれたりする。この経験によって子どもは、好奇心に駆られて取った行動と、そこで得られた感覚の随伴性を学習する。もし次にクワガタに触れるときは、同じ失敗を繰り返さない。好奇心は報酬とは異なり、目新しく、不確実で、複雑で、曖昧なものを探求しようとする欲求だ。私たちは行動を取ることで、行動と成果の随伴性の集合体、ひいては自分の中に培ってきた世界に対する知識を学習していく。

ミュンヘン工科大学の人工知能研究者ユルゲン・シュミットフーバーはこう述べている。

「外部報酬がなくても、乳児や科学者らは、彼らの世界を探索し、世界に関する適応的で予測可能な知識を使うことで、こうしたらどうなるか、ああしたらどうなるかといった疑問に答える能力を向上させている」。

つまり好奇心とは、随伴性の知識を持たない新規な対象に対して働く。クワガタのアゴに指を近づけると痛い思いをする。これも立派な世界に関する知識の一部だ。知覚（クワガタを見つける）→運動（指を近づける）→知覚（痛い思いをする）→運動（クワガタの後ろから指を近づける）。こうした知覚と運動の循環を繰り返すことによって、新規の随伴性を学習するのだ。好奇心はこうした知覚と運動のサイクルを生み出し、さまざまな類いの随伴性を積み上げて、頭の中で世界のモデルを構築する。生きる上での不確実性を減らすことを目的として。

生成モデルの学習を含めると、期待自由エネルギーはすでに述べた実利的価値・認識的価値以外に、新規性を加えた三つの項から書くことができる。繰り返しになるが、期待自由エネルギーを最小化することは、未来の不確実性を最小化することだ。すなわち、期待自由エネルギーを最小化する行動の選択は、未来における反実仮想を考え、その中から一つの行動を選択し、その仮説を実行し確認していくことに他ならない。

近年の研究では、好奇心は、眼窩前頭皮質と大脳基底核の活動と関係していることが明らかとなっている。実利的価値も認識的価値も前頭葉のもっとも下に位置する眼窩前頭皮質で評価され、大脳基底核で放出されるドーパミン量を決めている。こうした知見が、マズローの提唱した五つの欲求には包含しえなかった好奇心や探求心、および、その科学的な根拠への答えとなるだろう。

まとめ

対象物の位置や状態は背側経路（頭頂葉）で処理され、対象物の分類は腹側経路（側頭葉）で処理される。概念的知識は側頭葉において、階層的なカテゴリに対応する形で符号化されており、それに対応する形で、物の名前も側頭葉で記憶されている。一方、動作語は運動前野やブローカ野で、同じく階層的に記憶されている。

時間の経過とともに状態がどのように変化するかを表すイメージスキーマを用いて、私たちは事物の関係性を理解しており、また、これによって文の意味も理解している。

文の意味理解では、名詞と助詞の系列は側頭葉から、動詞は運動前野から、ブローカ野を中心とするネットワークに送られる。言語処理とは、発話者の意図を理解する目的のもと、不確実性を下げるよう予測的に処理されると考えられる。

行動は、実利的価値と認識的価値が最大化されるよう実行される。認識的価値は、行動を起こしたとき、不確実性が低下する量である。実利的価値も認識的価値も眼窩前頭皮質で評価され、大脳基底核で放出されるドーパミン量を決めている。ドーパミンはその伝達経路により報酬の予測と、報酬の予測誤差の両者の精度を符号化しているが、前者が、モチベーションと結びついている。

第7章　意識とは何か

ここまで、脳のさまざまな機能を、感情、学習、記憶、知識、言語、モチベーションなどの側面から紐解いてきた。高度に発達した人の脳内が未知に溢れていることを知り、神経生理学的、実験的、理論的なさまざまな知見を集約して説明してきた。だがここに、本質的な問題が一つ取り残されている。それは、本書で迫りたかったもっとも根源的な疑問、脳はどのように私たちに意識をもたらしているのか、ということだ。

意識の科学

意識とは何だろう。ペットの犬や猫、あるいはカラスにも意識はあるかもしれない。ではミミズや貝はどうか。触ると動きはするが、意識があるかといわれると、そうでもなさそうだ。意識とは、私たちが今こうして見聞きしたり考えたりしているこの体験をいう。一歩外に出れば、空の青さを感じ、暖かな風を感じる。この主観的な意識体験は、一体どのようにして生まれているのか。

そもそも、脳は細胞の集まりである。単なる物質の集合体に過ぎないのに、なぜ私たちは意識を持つことができ、クオリアを感じることができるのだろうか。クオリアとは、私たちが感じるリンゴの赤みや空の青みなど、主観的に経験する意識内容そのものである。これまで多くの研究者らが科学的に優れたアプローチ――脳そのものを研究対象として外から解き明かすこと――を駆使してきた。客観的な分析は科学の王道であり、病気や治療法の解明、ひいては生活や社会全体のウェルビーイングにも資する。だがどこまでいっても、今まさに感じ取っているこの意識は、唯一無二の内なる主観的経験であることに変わりはない。つまりそこには、これまでの三人称的な理解ではなく、一人称的理解がきっと必要になるはずだ。

1996年、カリフォルニア大学哲学のデビッド・ジョン・チャーマーズは、意識の総合的な解明を「意識のハードプロブレム（難しい問題）」と呼び、従来の科学的方法では解決できないかもしれず、新しい方法論が必要ではないかと説いた。一方では、「今のところ、物理的プロセスと意識的経験を結びつける基本原理が明らかになるかもしれないと期待するのは妥当だろう」とも述べている。彼の言及から30年近く経った今なお、研究は日進月歩に進んでいるとはいえ、意識のハードプロブレムの解決にはほど遠いようにも思われる。どのようにして、クオリアの世界を捉えることができるのだろうか。

まずは、クオリアはどのようなメカニズムで生じるのか、これを明らかにする必要があるだろう。従来の実験科学の手法でいえば、人が意識して見ているときの神経活動、つまり意識の神経相関を調べることにあたる。

意識の神経相関

意識に関する研究は、ウィリアム・ジェームズやヘルムホルツに遡る。だがその内実に迫る、意識の脳内メカニズムに関する研究は、1990年以降にようやく始まった。第2章で、視覚障害者の一次視覚野の一部を電気刺激すると、夜空に星が輝いて見えるように点が光って見えることを紹介した。ここでは、一次視覚野のニューロン反応は視覚が意識にのぼるために必要ということはわかったが、意識との関係はまだ不明瞭だった。

私たちは、左右の眼に異なる写真を提示されると、それらが融合して見えるのではなく、左または右のいずれかの写真しか見えない。これは両眼視野闘争という現象で、見えているものと意識の相関を調べる際に用いられる実験である。このとき、たとえば左眼に提示された写真が最初に見えても、しばらくすると右眼に提示された写真が見えるように自然と切り替わることがある。これを知覚交替と呼ぶ。この現象を利用して、実験参加者にどちらの写

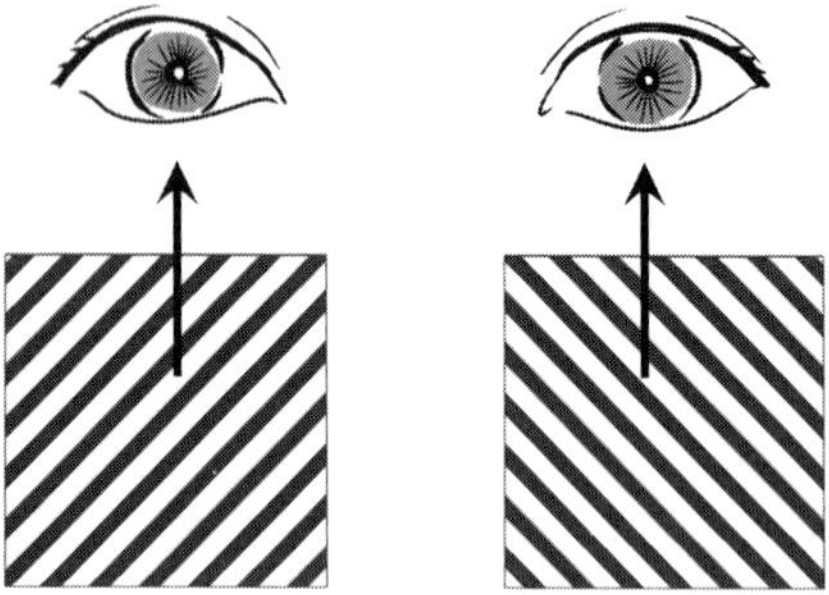

図７-１　両眼視野闘争の実験例

真が見えているか左右ボタンを押してもらい、左ボタンを押しているときの脳活動、右を押しているときの脳活動を調べれば、意識と相関するニューロンの活動がわかると考えられた（図７-１）。

１９９８年、マックス・プランク研究所の神経科学者ニコス・ロゴテティスがこの手法によりサルの脳活動を調べた結果、意識的知覚ともっとも強い相関が見られたのは、側頭葉のニューロン活動だった。

一次視覚野のニューロンはどうだったかというと、見えている・見えていないにかかわらず、画像が提示されているあいだずっと活動していた。その後、カール・フリストンらも同様の実験を行い、頭頂葉や前頭葉などの反応が意識状態と相関していることを見出している。しかし、脳のどのような仕組みが意識を生み出しているのかまではわからなかった。

意識の芽生え

生物にとって、世界は危険でいっぱいだ。いつ何が起こるかわからない不確実な世界を生き残り、ひいては種を残すために、現在の不確実性を取り除きつつ、未来の不確実性も下げておきたいと思うだろう。人間でも、今年はよくても来年くるかもしれない冷夏や干ばつに備え、少しでも食料を蓄えようとする。そこまで先を読む生物は限られようが、動物が水場へ移動する短い時間でさえ、生物が未来の不確実性を下げたいと思うなら、周囲を見回し敵や仲間の位置を確認し、自分たちが今どのような状況にいるかを推論した上で、最適な行為を選択しなければ成功しない。

カール・フリストンは、期待自由エネルギー、つまり未来の不確実性を考え、その不確実性が最小になるような行為を選択する機能を持って初めて、意識が芽生えると考えた。言いかえれば、今ここのことしか考えない生き物は、意識を持っていないし、持つ必要もないことになる。

さて、自分がどのような状況にいるのかを確認するために、脳は、身体内部と身体外部の状態をつねに推論している。身体内部の状態は内受容信号によって、身体外部の状態は外受容信号によって脳へ伝わることを思い出そう。ここで重要なポイントが一つある。内受容信号の精度は、外受容信号の精度に比べて非常に高いということだ。内受容信号の精度が高い理由は、これが生命にとってもっとも重要なパラメータであり、ホメオスタシス（生体恒常性）の範囲がきわめて限定されているためだ。

内受容信号の精度が高いことはわかった。それは意識とどうつながるのだろう。たとえば、こんな経験はないだろうか。体調がすぐれない日は、いつも通りの電車の混み具合なのに、他人のちょっとした振る舞いが気になることがある。体調がすこぶる良い日は、いつもの風景でも明るく感じられる。それは単なる気持ちの問題だと思うかもしれない。

まさにそうで、脳はつねに精度の高い情報に大きく影響される。したがって、内受容信号と外受容信号を統合する際、感覚は内受容感覚に支配される。だから、体調の良し悪しが外界の知覚を左右するのだ。こうした現象はもちろん、科学的にも確認されている。内受容感覚を制御した条件のもと、知覚や認知の変化を調べる研究が数多くなされているが、いずれも私たちの知覚が内受容感覚に影響を受けやすいことを示している。私たちは内受容感覚に支配される存在である。

ホメオスタシス感情と痛み

小さな子どもでもさまざまな感情が感じられるように、感情は意識的に感じるもっとも原始的なものだといえる。第3章では、内受容感覚と感情が密接に結びついていることを紹介した。大人も子どもも、空腹のときに機嫌が悪くなりやすい。感情と聞くと、好き嫌いや喜びなどの大きな心の揺れを想像するが、一方で、空腹感や口渇感、排泄衝動なども、実のところ私たちの日々の感情に影響している。通常の感情には分類されてこなかったこうした感情を、ヤーク・パンクセップは「ホメオスタシス感情」と呼んだ。

では、痛みはどうだろう。痛いと感じているその瞬間を私たちははっきりと意識できる。アーサー・クレイグは、痛みが自動的で無意識的なホメオスタシス維持システムだけでは調整できない、身体の生理的状態によって生じるものだと考えた。それゆえ、特殊なホメオスタシス感情として扱うべきだと強調している。ただ、痛みも他の感情と同様、内臓感覚皮質の活性化と強い相関がある。

ホメオスタシス感情は、日常生活において誰しも感じる感情であろう。だが感情そのもの、つまり、クオリアがどのようにして生じているのかという疑問にやはり行き着く。今までの科学的方法と異なる、新しい方法論が必要なのかもしれない。

自己意識――自己主体感・自己所有感・自己存在感

自己意識について見ていこう。読者の皆さんが自己意識と聞くと、何を思い浮かべるだろう。プライドが高いとか自意識過剰だとかそうした言葉かもしれない。本書ではかなり基本的な意味合いで、「自分が自分を意識すること」、「自分の存在が意識にのぼっていること」としたい。この自己意識は、細かく三つの感覚で構成されるという。自己主体感・自己所有感・自己存在感である。聞きなれない言葉かもしれないが、物心ついた頃から私たちが自然と持ち合わせてきた感覚だ。いずれも末梢からくる神経信号（自己受容・外受容・内受容信号）のトップダウン的予測と、その予測誤差に基づく自己モニタリングシステムによって生じるとされる。具体的に見てみよう。

一つ目の自己主体感は、運動を自分自身で行っているという感覚だ。自己主体感は運動に伴う筋感覚、つまり自己受容感覚と関係している。脳が運動指令を出すと、それに従い運動が生じ、感覚フィードバックが返ってくる。たとえば手を上に伸ばせば、そのときの筋肉や関節など感覚が得られるように、私たちの脳は、指令を出せばそれに伴う感覚フィードバックが返ってくるはずだと予測して運動を始める。返ってきた感覚が予測通りだったら、予測誤差は生じない。この予測誤差がゼロまたは小さい瞬間に、自己主体感が生じると考えられている。

一方で、予測と違うフィードバックが返ってきた場合、自己主体感は生じない。その運動は自分が起こしたものではないと感じてしまう。統合失調症では「させられ体験」という症状が出ることがある。自分が話しているにもかかわらず、誰かに喋らされたと思ったりする。

これも、予測そのものの障害によって引き起こされていることが知られている。

他にも健常者の催眠研究で、自己が行った行為にもかかわらず、予測誤差が大きくなることで自己主体感が消えてしまう現象が確認されている（手が勝手に動いた、何かの力が働いて身体が動いたと感じるなど）。感覚フィードバックの予測信号の伝達が、催眠誘導によりブロックされてしまうのだ。ちなみに、催眠誘導とは対象者をリラックス状態におき、催眠療法士の暗示に注意が集中する特殊な意識状態（催眠状態）にさせるというもので、近年、催眠状態の脳活動を調べる研究が進められている。

二つ目の自己所有感は、たとえば「この手は私の手だ」というような、身体に関する所有感覚をいう。自己所有感はおもに、異なる種類の信号を統合することで生まれる。腕であれば、自分の腕の視覚情報、腕から得られる自己受容感覚、腕を動かすときの運動予測情報、これらすべてが一致するとき、自分の腕に所有感が生じる。

三つ目の自己存在感は、「自分が自分の物理的身体の中に存在し、自分がまさにこの環境の中に存在している（今ここにいる）」という意識だ。自己存在感を作り上げている要因はいくつも存在するが、第3章で述べた内受容感覚（内臓感覚）と密接に関わるようだ。先に述べたように、脳では予測と実際が一致したときに、自己意識が生じる。だから、自己存在感は内受容感覚の予測と、実際の内臓状態を知らせる信号とのあいだの予測誤差が小さいときに生まれるのだと考えられる。

離人症という症状がある。健康な人でも、ショッキングな出来事や極度の疲労下で、それまで当然あった実感や現実味が一時的に乏しくなってしまうことがある。これも、自己存在感が関係している。そして、離人症では「自分で考えて実行している実感がない」、「自分の身体が自分のものではないような感じがする」という訴えもある。つまり自己存在感は、自己主体感や自己所有感とも関係している。

他にも、バーチャル・リアリティの研究では、自己主体感が持てるような環境を作ることで、同時に、高い自己存在感が得られることがわかっている。以上から、予測誤差を評価する内臓感覚皮質（島皮質）の働きが非常に重要であり、内臓感覚皮質は自己意識が生まれる重要な場所であるといえよう（内臓感覚皮質で、外受容感覚と内受容感覚が統合されることを第3章で見た）。

錯覚

私たちは絶えず視覚や聴覚、触覚といった感覚器官から世界の情報を受け取っている。しかも、送られてきた信号を受動的ではなく、能動的に解釈している。さらに逐次その先の予測もしている。なぜ私たちの脳は、このような予測を逐一行う必要があるのだろうか。

第5章でも述べたように、神経信号の遅延がその理由である。もし予測処理をしないままだと、私たちはつねに（神経伝達に必要な時間分だけ）過去の世界に生きることになる。ごくわずかな遅延だが、もし予測機能がなければ魚を獲ったり動物を仕留めることさえ困難かもしれない。私たちが周囲の動きを正確に捉えているように思うのは、まさにこの予測処理のおかげだといえる。

この知覚の予測と同じように、運動をするときも絶えず予測を行っている。すなわち、運動の結果生じるであろう筋感覚が、運動直前に生起する。運動が実行されるのはそのあとになり、実際の運動で得られた筋感覚が運動直前の予測と誤差がなければ、私たちは自己主体感を感じることになる。

なるほどそうなのかと思う反面、よく考えてみれば、予測が生じるタイミングは運動実行前で、予測通りだったとわかるのは運動実行後だ。だから、自己主体感が生じるタイミングも運動のあとということになる。だが、私たちは机の上のコップをつかもうとして腕を動かし始めるとき、自分が確かに動かしているという実感がある。つまり、自己主体感はあとから付与されて、自分が主体感を持って運動しているように知覚が修正されるのだ。主体的運動とは、正しく運動ができた→自己主体感が生じる→これは自分が行った運動と、遡及的に知覚するプロセスである。

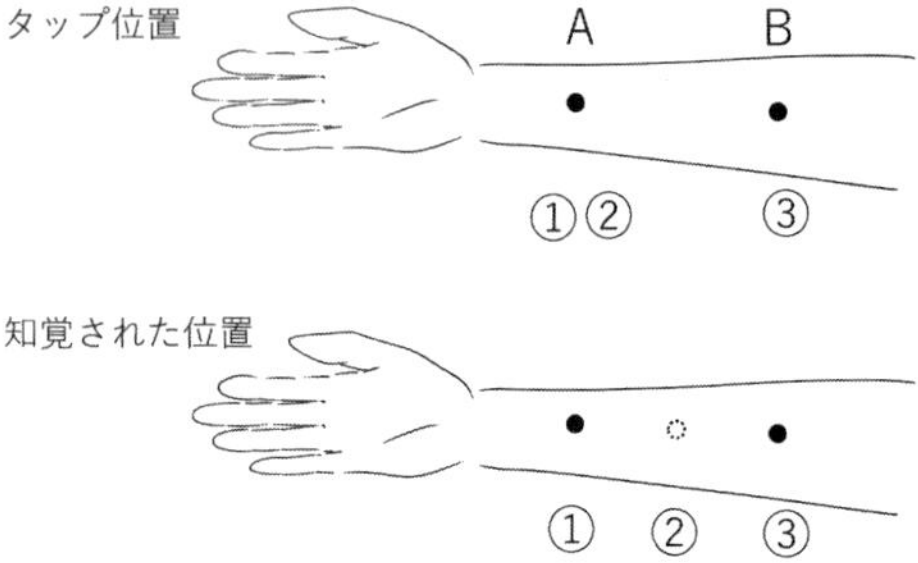

図7-2　**皮膚ラビット錯覚**　数字は刺激の順序

このように、事後に起こった事象によって、事前にあった知覚や認知が修正される現象を、一般にポストディクションという。日本語では後付け的再構成といい、この訳はカリフォルニア工科大学知覚・認知心理学の下條信輔による。下條はポストディクションを長年研究しており、彼によれば、自己主体感は真の錯覚であるという。

他にもポストディクションによる錯覚は多い。なかでもよく知られる触覚の錯覚を紹介しよう。他人の腕を0・1秒間隔とかなり速いリズムで3回タップする。タップする位置は図7-2上部のように①→②→③であるが、どこを叩いたかは相手に見えないようにしておく。さて、タップ後にどこをタップされたか相手に尋ねると、ちゃんとA→A→Bという答えが返ってくるだろうか。

答えはノーだ。相手はA→AとBの中間点→Bと答える（図7-2下部）。2回目のタップ位置がかなりずれてしまう。結果、まるでウサギが跳ねたような位置関係になるこ

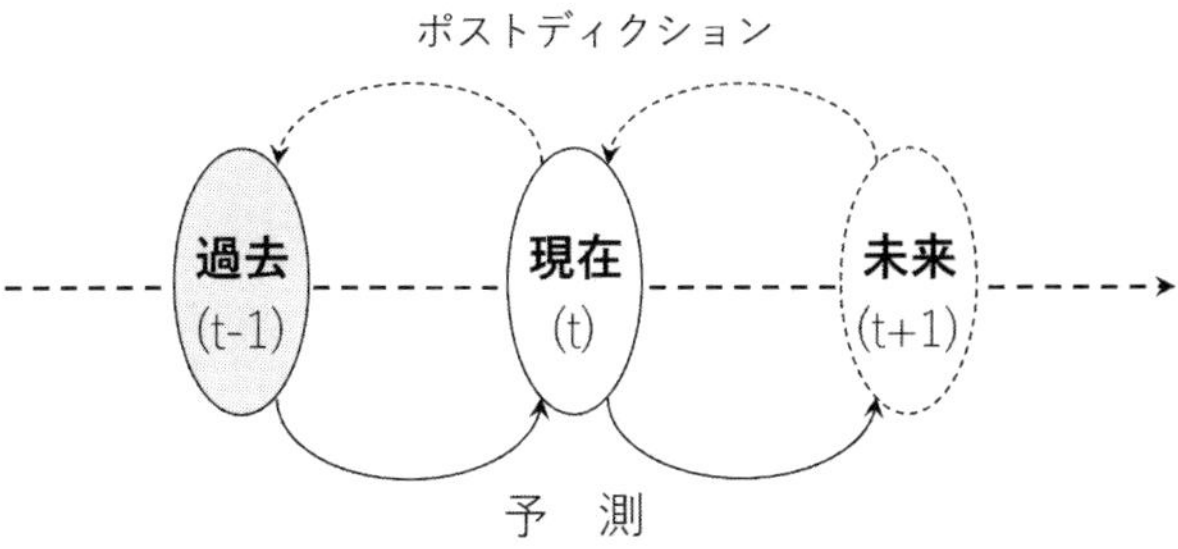

図7-3　**予測とポストディクション**　後付け的再構成

とから、皮膚ラビット錯覚という面白い名前がついている。

　おわかりの通り、後続する刺激（この場合だと3回目のタップ）によって、先行する刺激（2回目のタップ）の知覚が変わってしまうという、まさにポストディクションの例である。信じがたいことだが、脳は時間的に事前に知覚したものでさえ、後付けで変更できてしまう。

後付け的再構成（ポストディクション）

　図7-3は、2016年にフリストンが初めて示したモデルである。彼は、私たちが推論しているのは、一時点の状態ではなく状態の変遷の仕方だと考えた。一時点のみでなく、その前後をも含む、つまり時系列全体の自由エネルギー（不確実性）を最小化することによって、知覚が可能になるという。そして、この考えを用いてポストディクションを説明することができると述べている。

　どういうことか。脳は現在（t：time の頭文字）の状態を直接に知ることができないから、現在（t）のデータをもとに推論する。過去の時点（t−1）では、1時刻先の現在（t）の状態を予測している。したがって、この予測も（事前知識として）考慮に入れ、現在の状態を推論するだろう。また、少し未来（t＋1）の状態推定も同様に、現在の状態からの予測を考慮する必要がある。当然、これらの予測も誤差があるため、その予測自体も修正しなければならない。

こうした理由から、現在の状態の推論には、過去（t−1）の状態と未来（t＋1）の状態の推論が影響する。だから、脳はこの前後三状態の予測誤差を最小化するように働くのだと考えた。つまり、予測と後付けによって状態推定が行われ、知覚されるのである。これが、ポストディクションを説明したモデルである。

さらに2022年、メルボルン大学のヒンツェ・ホーゲンドルンが認知神経科学を基盤に、このモデルを支持する結論を導いた。私たちが推論しているのは一時点の状態ではなく、状態の変遷の仕方だということだ。

第5章ではバッティングの話題に触れた。素人がバッティングをしてストレート球が打てたとしても、カーブだと難しいだろう（それでも何度かトライするうちに打てるようになるのは、そのカーブの軌道を予測できるようになるからだ）。このとき、脳では実際に見えているボールではなく予測されたボールを知覚している。だから、ボールがその予測に反して違う位置に来た場合、予測をすぐさま変更し別の軌道に修正する（ポストディクション）、予測の上書きである。

ホーゲンドルンによれば、「このようなポストディクションのメカニズムは、過去の知覚に影響を与えるのではなく、過去の出来事に関する現在の記憶を上書きすることによって因果関係を満たす」という。

私たちは主観的な生き物だ。上書きされる前の記憶をもう一度引っ張り出すことは難しい。ワシントン大学神経技術センターのラジェッシュ・ラオは、初期から予測符号化理論を研究してきた人物だ。ラオやフリストンはすでに、ポストディクションに関する神経回路モデルを提案している。

認知や意識の上書き

あなたがあるペーパーテストを受けており、選択問題を解こうとしている。しっかり勉強して臨んだわけでもなく、どの選択肢も正解のように思えてしまい、まったく自信がないまま適当にBを選んだ。後日、答案が返ってきて、たまたま選んだはずのBが正解だったらどうか。自信の無さなど消え、もとから解答に至る知識を持ち合わせていたと感じるなら、これも事前の認知の修正、ポストディクションである。

他にも、思わずやってしまいそうな例を紹介しよう。ある実験で、参加した男性はさまざまな女性の顔写真を次々と見せられた。実験者から一度に二枚（二人）の写真を提示され、どちらを魅力的に感じるか答えるというものだ。そして選んだ直後に毎回、選んだほうの写真を渡され、なぜそれを選んだのか？と尋ねられる。もちろん参加者はさまざまな理由をあげて答える。興味深いのは、何回かに一度、手品のトリックを用いて選んでないほうの写真が渡される。あたかも自分がその写真を（選んでいないが）選んだかのように。だがこのときでも、参加者はほとんど躊躇なく魅力的だと思った具体的な特徴を答えていたという。私たちは認知を上書きし、本当にそうだと思って説明できてしまうのだ。

人間は意識を持ち、自分の意志で行動し選択する存在だ。だが下條は「自ら自由に選択したという感覚は、予測プロセスではなくポストディクションかもしれない」と考える。同様にフリストンは、「ポストディクションにより、物理法則では決定されない魅力ある世界が生まれる」とさえ表現する。つくづく、私たちが意識を扱うことの難しさ、奥深さを物語る言葉である。

メタ認知

あなたがあるペーパーテストを受けているとしよう。問題を解く中で、テストが想定以上

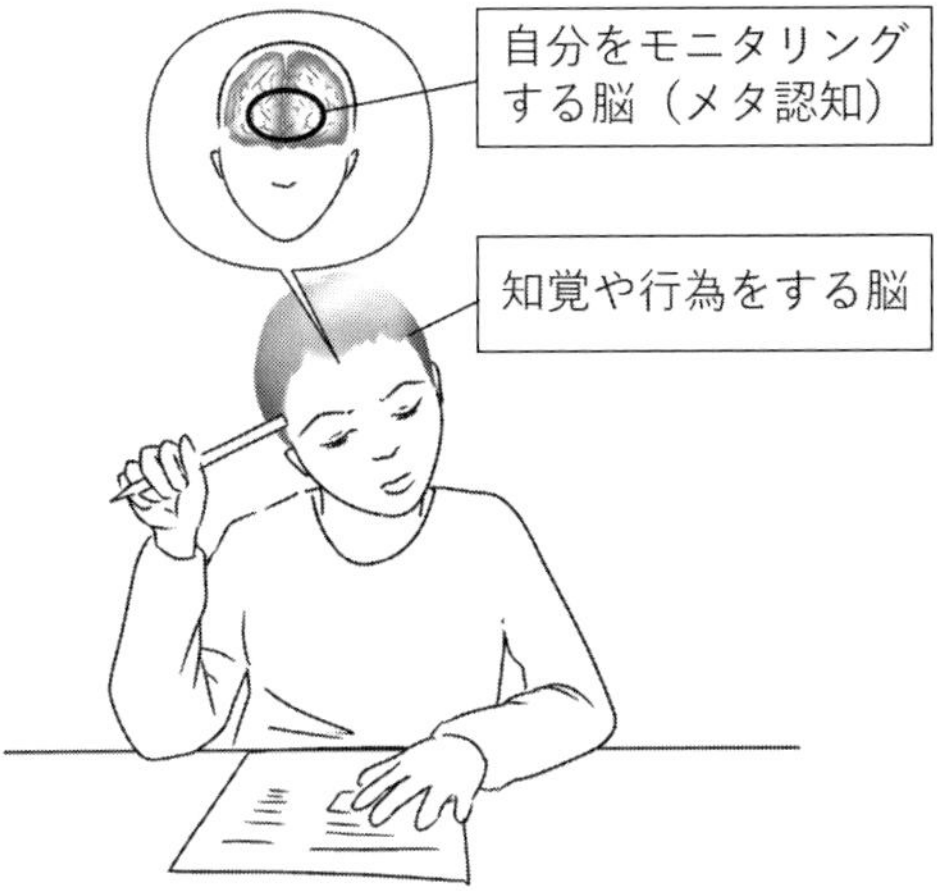

図７-４　メタ認知

に難しいと感じたり、この問題は解けると確信を持ったりする。問題を解くという知的活動のかたわら、解くという活動自体を評価している構図だ。だから、問題全体にざっと目を通し、難しい問題を後回しにするなどの方略を思いつくこともできる。

このように、認知活動を一段高いレベルで見直し修正することを、メタ認知、またはセルフモニタリングと呼ぶ。自分で自分の心の働きを監視する、いわば認知に関する認知といえよう。他にも、知っているがなかなか思い出せない、いわゆる「喉元まで出かかっている状態」、これも自己の知識に関するメタ認知だ（図７-４）。

メタ認知に関する研究を紹介しよう。複数の実験参加者にある課題を行ってもらい、そ

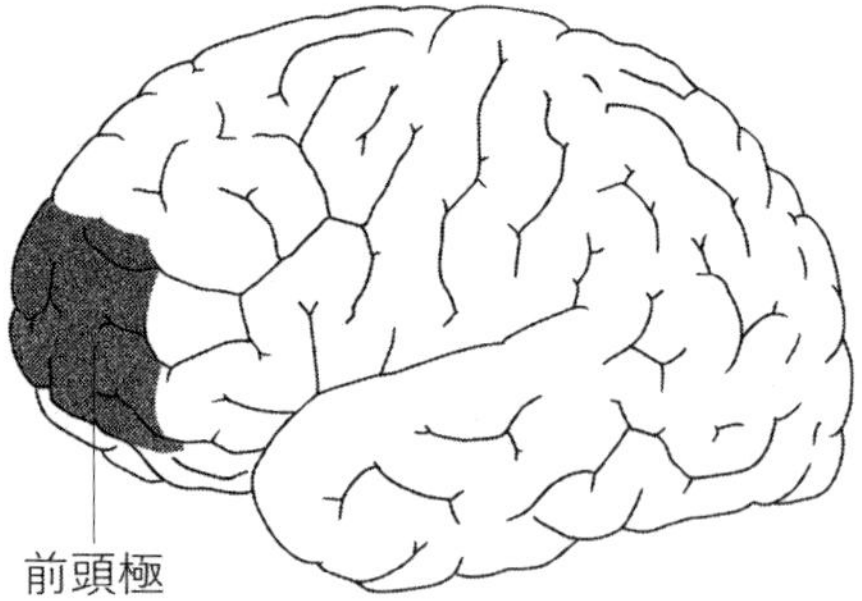

図７-５　前頭極の位置

の課題ごとに自信のほど（確信度）を答えてもらった。当然、課題が正確にできた場合に、確信度も高く答えそうだと思うだろう。ところが、自信過剰な人たちは、正しい回答でも間違った回答でも、確信度を高く持っていた。こうしたケースでは確信度の傾向（バイアス）は高いものの、確信度自体は正確とはいいがたい。

他方で、確信度自体が正確だった人たちもいた。正しい回答では確信度が高く、間違った回答では確信度が低かった。つまり、確信度のバイアスと確信度の正確さは別物なのだ。実際、双方を処理していたそれぞれの脳部位は、まったく異なる場所だという。

興味深いことに、確信度の正確さが高かった人たちは、額付近の脳部位の体積（正確にいえばニューロンの細胞体がある灰白質の体積）が大きかった。前頭葉のもっとも前方にあたるここは、前頭極という（図７-５）。

メタ認知あるいは自己モニタリングの正確さには、この前頭極が重要で、前頭極の病変では、メタ認知の正確さが大幅に低下することもわかっている。すなわち、前頭極を頂点とする内臓感覚皮質と内臓運動皮質のネットワークが、メタ認知を生んでいるとされる。

さて、本書を手に取って読んでいる皆さんには今この瞬間、意識があると断言できるだろうか。当然意識があると思われよう。そう、意識があることを意識する自己意識にも、このメタ認知が必要なのだ。意識があるように見える生き物のうち、自己意識に必要なメタ認知を備えている生物はどれほどいるだろうか。これも難しい問題である。

結論に向かおう。これまで述べてきたように、自己意識の基盤にあるものは、身体の信号（内受容信号）だ。そのため「自分の身体であること、身体を持っていること」の主観体験が、意識を語る上では不可欠となる。さらには、内受容感覚と外受容感覚が統合されたとき、初めて意識が生じることを考え合わせると（第3章参照）、身体を持たない存在に、私たちのように意識を持つとみることは難しいだろう。内受容感覚はまた、ホメオスタシス、アロスタシス、モチベーション、感情体験などを支えている。現在、「意識はどこから来ているのか」への一つの答えとして、内受容感覚を司る内臓感覚皮質が重要な鍵を握るといえよう。

1687年、アイザック・ニュートンは、目に見えない力である重力を含む万有引力の法則を発表した。1916年、アルベルト・アインシュタインが一般相対性理論の中で、重力は四次元の時空間が曲がっていることによって生じることを明らかにした。このように、重力の原因をまったく新しい観点で明らかにするのに、実に200年以上もかかったのだ。

17世紀の哲学者ジョン・ロックや、19世紀の哲学者フランツ・ブレンターノも意識の問題を扱っていたが、依然として意識の科学的研究は途上である。意識の解明には新しい理論が必要であり、多くの研究と時間が必要かもしれない。今後の意識研究の進展に期待したい。

人工知能と脳科学の接点——対照学習

人間の脳は、ニューロン間の結合を強めたり弱めたりしながら、世界のさまざまな事象について学習していく。そんな脳の仕組みを参考にして作られたネットワークがある。人工ニューラルネットワークとよばれるもので、現在AIなどに活用されている。ネットワークを構成している人工ニューロンは、人間のニューロンの基本的特性と同じ特性を持つ。人間と同じく、人工ニューロン間にはシナプスを模した結合があり、それらのネットワークが何層も積み重なる階層構造から成る（図7-6）。

とはいえ、人工ニューラルネットワークが最初から指示をこなせるわけではない。たとえば、リンゴとミカンを識別しどちらかの名前をつけさせるというようなごく簡単なタスクでさえ、まずは、さまざまなリンゴやミカンの画像と名前との組み合わせを一つひとつ覚えさ

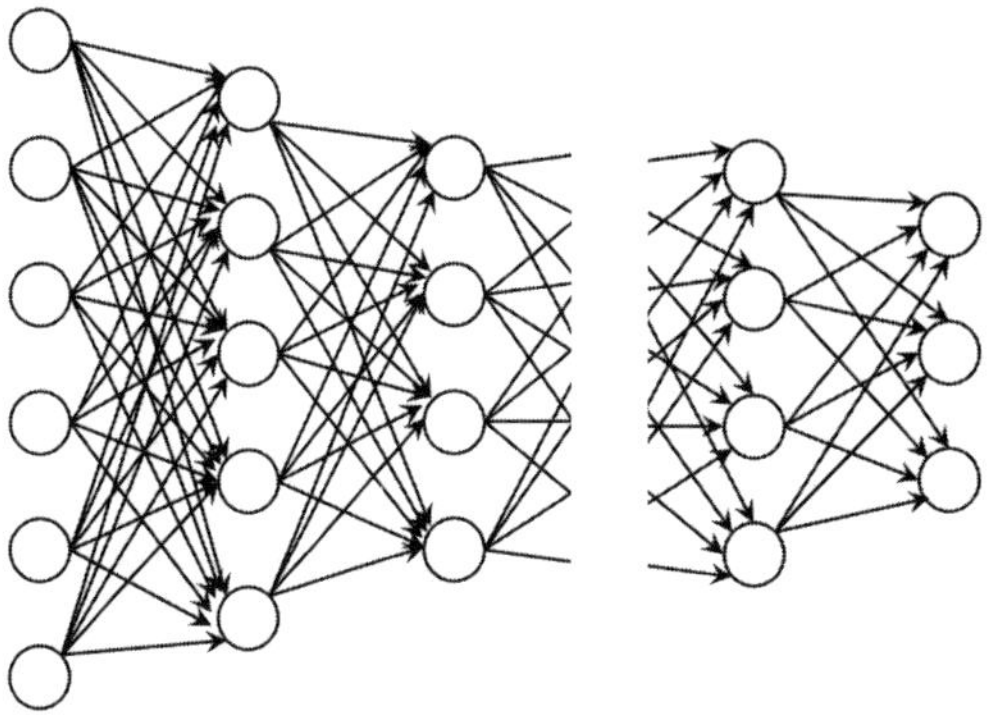

図7-6　人工ニューラルネットワークの構成

せるラベル付けから始めなければならない。この学習方法はあらかじめ個々の名前（つまり正解）が与えられるという意味で、教師あり学習である。

リンゴをリンゴとして認知することは、実はそうそう簡単ではない。そもそもリンゴは形や色も千差万別だ。そんなリンゴを薄暗い場所にいても、すりガラス越しにでも、あるいはピクトグラムでも、私たちは一瞬にしてリンゴだと判別できる。人間がもつこのような認知機能も、最近では人工ニューラルネットワークの学習で実現されている。

階層構造を持つニューラルネットワークが、画像や音声からその特徴やパターンを抽出し学習する技術を「深層学習（ディープラーニング）」と呼ぶ。これを考案したのが、コンピュータ科学者および認知心理学者のジェフリー・ヒントンのグループだ。彼は２０２３年までGoogleとトロント大学に勤め、2024年に深層学習の研究でノーベル物理学賞を受賞した（受賞理由は人工ニューラルネットワークによる機械学習を可能にする基礎的発見と発明）。

その深層学習はニューラルネットワークの学習に飛躍的な進化をもたらし、画像認識、音声認識、翻訳機能などの発展に貢献してきた。特筆すべきは、このような学習によって、ネットワークが人間と同じような文の生成能力を持ったことだ。

ただし、人間ならあっという間に覚えられることでも、ネットワークの場合は大量のデータを多数回学習させなければならないなど、ネットワーク能力の発展には課題も山積みである。では、ニューラルネットワークと人間の学習方法の違いはどこにあるのか。

よく考えてみると、私たちは物の名前は人から教わるが（教師あり学習）、ミカンとリンゴの識別や、誰の声で何を喋っているかといった音声識別など、多くの場合は人に教わらずとも自然と理解できている。2020年、ヒントンらのグループは、このように教師なしでも物体の識別力が向上する学習法を考えついた。

簡単に説明しよう。教師なし学習では、ニューラルネットワーク内部に外界の事物や事象を符号化するが、その際、たとえば同じ物体の画像で特徴が類似しているもの（たとえばさまざまな視点から見た物体の側面）はできるだけ近くに、あまり類似しないものは遠くなるよう、内部表現を学習させる（図7-7）。この「対照学習」を使えば、先の課題を克服しつつ、

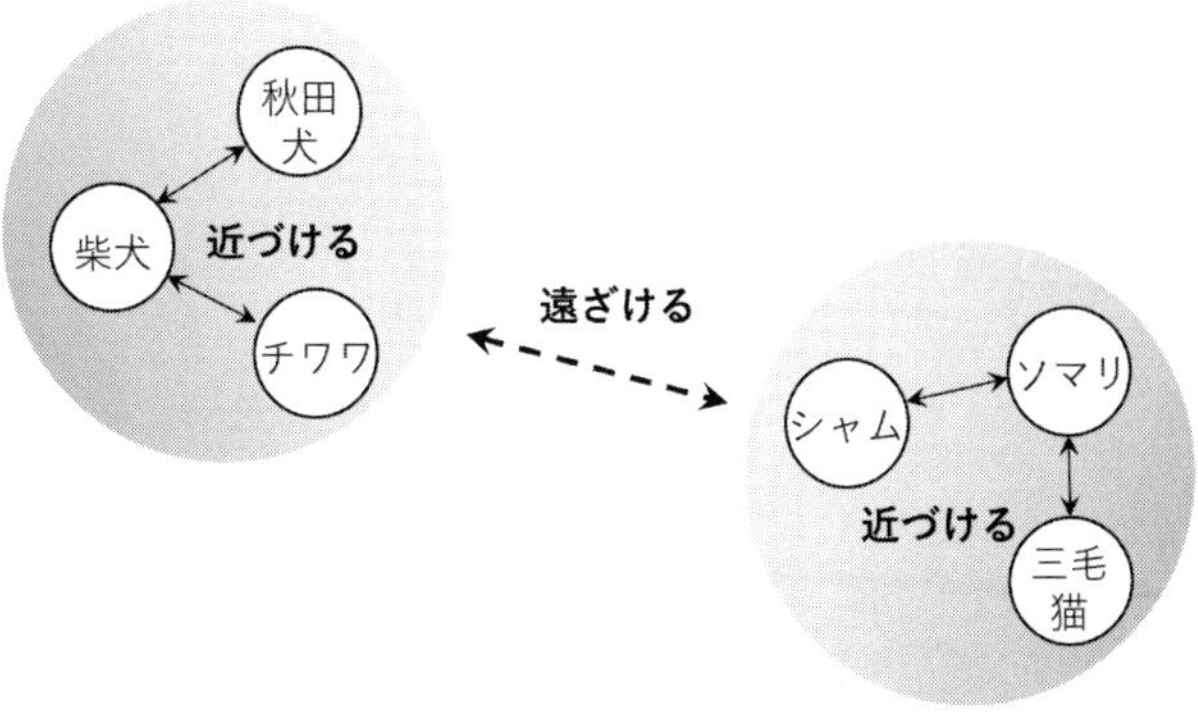

図7-7　対照学習

明るい場所でも薄暗い照明の下でも、あるいは、向きがさまざまでも、それは同じ物体であると認識することができるのだという。

人間の物体認識に関しては、第2章の感覚統合のビュルトフらの研究をきっかけに多くの研究がなされた。その結果、物体が正面から側面、背面へと順に変化する像を時間的に連続させて見ることで、対象物をしっかりと認識できるようになることがわかってきた。同じ物体のスナップショットを不連続に見せても、物体への認識は高まらない。どうやら、物体認識において大事なポイントは、変化する像が時間的に連続して入力されるという点である。

赤ちゃんは、喃語《なんご》（あーあー、ぶぶぶなど）が出始める直前、およそ6ヵ月齢になると、物体を認識できるようになる。この時期の赤ちゃんが物を手に取り、いろいろな角度からじっと見たり、あるいは自分の手もしっかりと観察していることは、赤ちゃんの発達研究から知られている（子どもの発達過程、夢の役割などについては乾『脳科学からみる子どもの心の育ち』を参照されたい）。

時間的に連続した入力を参照する物体認識システムがあることで、他にもいろいろな操作が可能になる。脳内で物体を回転させて正面、側面、背面というふうに操作することも、そこから時間的な変化を予測することも可能だ。同じ物体を正面や側面、背面から見たときの像が、脳内では近いものとして符号化されているからである。逆に、時間的な変化が予測できない像は、遠いものとして扱われてしまう。

私たちがもつ物体認識システムの仕組みが、ＡＩの対照学習と非常に似通っているのは単なる偶然だろうか。人工ニューラルネットワークを対照学習とＢＣＭ学習（第４章参照）によって訓練することで、三次元物体が、見る方向によらず認識できるようになるという報告もある。今後ＡＩがさらに発展し、高度な知能を持つロボットが自律的に活動できるようになれば、ロボットも意識を持つようになるのだろうか。このような視点も、私たちが持っている意識とは何かを考える上で重要である。

さて、ＡＩと人間の脳の違いの一つに、エネルギー効率が挙げられよう。現在のＡＩはより高い精度が求められており、当然、複雑な処理はそれだけの膨大なエネルギーを要する。一方、自由エネルギー原理に基づく脳活動は、そもそも自由エネルギーの最小化を目的としていることから、対照的なのだ。

そう考えれば、自由エネルギー原理は現代社会の喫緊の課題である持続可能性に必要な示唆を与えている。持続可能性は、地球上のすべての生命が未来にわたって繁栄できるよう、私たちができる選択と行動を導くものだ。

今後、さらにＡＩと脳科学が結びつくことで、人とロボットが共生する持続可能な未来社会を期待したい。

まとめ

意識は、側頭葉、頭頂葉、前頭葉の神経活動と相関している。そして、未来の不確実性を考え、その不確実性が最小になるような行為を選択する機能を持って初めて、意識が芽生えるとも考えられている。

内受容信号は外受容信号に比べ精度が高いため、意識に大きな影響を与える。また、意識を考える上で重要なのが、メタ認知である。前頭極はメタ認知の正確性に重要な部位であり、前頭極を頂点とする内臓感覚皮質と内臓運動皮質のネットワークが、メタ認知の機能を生み出している。

運動に伴う感覚フィードバックの予測誤差が小さいときに、自己意識の一部である自己主体感や自己存在感が生じる。これらの自己意識は後付けであり、一種の錯覚である。フリストンは、私たちが推論しているのは各時点の状態ではなく、状態の変遷の仕方だと考え、後付け的再構成(ポストディクション)を説明したのである。

終　章　脳の本質

本書では、知覚、運動・行為、注意、感情、記憶、言語、思考、他者理解、コミュニケーション、意識など、脳が持つさまざまな機能に関し、歴史的背景も踏まえ、脳科学の最新の知見を紹介してきた。

これらに共通する脳機能の本質は、「予測」である。私たちは決して感覚データそのものを見たり感じたりすることはできない。私たちが知覚できるのは、胎児期からずっと培ってきた世界に対する、知識（生成モデル）に基づき「予測」した世界なのだ。内外の環境を正確に予測するために、脳において、感覚データと予測のあいだに生まれた誤差（予測誤差）を最小化するサイクルが稼働している。

私たちは現在の感覚データから未来を推論するが、その現在でさえ隠れ状態にあり、過去の推論に拠るものだ。だからこそ、生物として最適な行為を選択するために、脳は過去の記憶に基づき未来を予測する。そしてこの過程で脳は、過去、現在、未来の不確実性を同時に最小化することになる。

時々刻々と変化する環境において、脳はとめどなく予測と後付け（予測の上書き）を行い続ける巨大な推論システムなのだ。現在とは、そこにあるものではなく、私たち一人ひとりの脳が決定しているのである。

最後に、筆者たちの考える「脳の本質」をまとめて、本書を締めくくりたい。

①環境を知る

・脳の最重要課題は生命維持である。そのために身体内外の環境を正確に把握するよう努める。
・私たちは感覚を通じて世界を推論しているのであり、それを直接知ることはできない。
・知覚している世界は、現実の世界ではなく、予測された世界である。
・私たちは、自分が作り上げた「世界に対するモデル」に基づいて予測する。
・脳は予測を行うための推論エンジンである。

②複数データに基づき推論する

・正確な推論のためには、単一ではなく複数の感覚データを利用する。
・多感覚を利用するには統合が必要である。感覚統合は、ベイズ推論に基づく（ベイズ統合）。
・ベイズ統合は、信頼性（精度）により各種感覚データに重みづけがなされる。
・複数時点の感覚データを使い、現在の状態を推論する。状態がいかに推移するか（時間変化、時系列）も推論している。

③誤差を修正する
・予測で生じる誤差は素早く正しいものに修正され、修正されたものだけが知覚される。
・環境の推移とともに予測するため、必然的に過去に遡った修正が必要となる。
・過去の修正とは、記憶の書き換えである。
・現在の状態を決定するために、過去の状態に基づく予測、また未来の状態からの後付けがなされる。

④環境に働きかける
・現在の状態を推論するためにも、私たちは世界に働きかけ、反応や変化を見る。
・未来において生体が望ましい状態を維持できるよう、適切な行動（運動）が選択され、実行される（アロスタシス）。

- 私たちは予測可能で、組織化された世界を好む。行動は、目標達成と不確実性を低下させることを目的に実行される。
- 不確実性を低下させるため、置かれた環境を的確に知る探索行動を取る。その際、環境から最大の情報が得られるような方法が選ばれる。視線移動もこのように決定される。
- 環境の不確実性が低下すると、次に望ましい状態を達成する行動に移る。

⑤神経修飾物質で精度をコントロールする

- 脳内の予測信号や予測誤差信号の精度をコントロールするのが神経修飾物質である。
- アセチルコリンによって予測誤差の精度を上げると、対象物をより正確に捉えることができる。注意を向けることによって、感覚信号に対する予測誤差の精度を高める。
- モチベーションは、行動の結果得られる報酬量と不確実性の低下量によって決定される。ドーパミンによる精度制御と関連する。
- 不確実性が低下すればポジティブな感情が生まれ、不確実性が増加すればネガティブな感情が生まれる。
- 精神疾患や神経発達症の特徴は、神経修飾物質が精度をうまくコントロールできないことで説明される。

⑥世界のモデルを学び続ける

・私たちは環境の変化に関するモデルを学習する。このモデルは、現在を推論する以外に、未来を予測するためにもある。

・世界を探索し、世界に関する適応的で予測可能な知識を使うことで、こうしたらどうなるか、ああしたらどうなるかといった疑問に答える能力を鍛えている。そのため外環境（世界）のさまざまな知識をつねに学習し、記憶しなければならない。

・予測誤差が生じた場合、モデルを書き換える。世界に対するモデルはつねに修正され更新される。

・経験した多くの感覚や自分の運動も記憶される。一つのエピソードを構成する感覚や運動のインデックスが海馬にある。インデックスに紐づけられた、大脳新皮質の活性化があって、記憶の再現が可能となる。

・記憶の役割は、過去の出来事を思い出すこと（リプレイ）の他に、未来の出来事をイメージすること（プレプレイ）である。いずれも海馬が担う。

あとがき

20歳の頃、視覚失認という症例報告を読んだことが契機となり、脳の仕組みに深い興味を抱き、この分野の研究を生涯続ける決意を固めました。視覚失認とは、視力は正常であるにもかかわらず、日常的な道具を見ても何であるかわからなくなったり、配偶者や親の顔を認識できなくなったりする高次脳機能障害です。「なぜ見えているのに、わからないのだろう」という素朴な疑問から、乾の研究が始まりました。

このような背景から、「脳の仕組みを解明するためには、健常者の脳を調べるだけでは不十分である」とつねに考え、医学部の研究者と共同研究を進めてきました。初めに視覚の仕組みを研究するために眼科の医師と、次に視覚認知の機能を明らかにするために神経内科や精神科の研究者と協力して研究しました。

幸運にも、１９９０年頃から京都大学で脳イメージング技術が利用可能となり、健常者の脳のニューロン活動を間接的に可視化できるようになりました。この技術の進展も本書で紹介したカール・フリストンの偉業によるものです。

また乾は、若い頃から人工ニューラルネットワークの学習にも興味を持ち、脳の仕組みをモデル化する試みを続け、実際のデータと照らし合わせながら、より精緻な脳の仕組みを追求してきました。

研究を進めるうちに、新たな疑問が次々と湧いてきました。さらに健常成人の脳だけでなく、胎児期からの子どもの発達過程を調べる必要性を感じ、小児科学、発達心理学や発達障害の研究をしている方々から多くのことを学びました。その中の一人が、共同執筆者の門脇です。

門脇はこれまで心身の予防医療に携わってきました。特に、働きざかりのビジネスマンが脳や心疾患、あるいはメンタルヘルス不調などに陥り、それまでの能力を失うのを目のあたりにして、予防行動の必要性をひしひしと感じました。

ですが、いくら人が健康になる方法を知っていたとしても、それを実行し維持できるのは、やはり心理的な、つまり健康な脳の働きがあってこそなのです。門脇は乾のもとで認知脳科学を学んだのち、心身の健康と人の脳の発達という観点で研究、実践していく中で、一般の方々にもその面白さを知ってもらいたいと念じ、共同執筆に至りました。

本書は、この長い知的な旅で得られた知見を、できるだけ多くの方々にわかりやすく伝えたいという思いで執筆したものです。本書をきっかけに、一人でも多くの方々が脳の仕組みに興味を抱き、本質的な理解に至り、その知識をそれぞれの持ち場で活用していただくことがあれば、こんなに嬉しいことはありません。

最後に、中央公論新社の胡逸高さんには、懇切丁寧に原稿をお読みいただき多くのコメントをいただきました。心より感謝します。

２０２４年秋

乾　敏郎　　門脇加江子

参考文献

Allen and Tsakiris（2019）. The body as first prior: lnteroceptive predictive processing and the primacy of self-models. In : Tsakiris, M., and De Preester, H.（Eds.）The Interoceptive Mind: From Homeostasis to Awareness, Oxford University Press, 27-45.

錯覚

Goldreich, D., & Tong, J.（2013）. Prediction, postdiction, and perceptual length contraction: a Bayesian low-speed prior captures the cutaneous rabbit and related illusions. Frontiers in Psychology, 4, 50645.

Shimojo, S.（2014）. Postdiction: its implications on visual awareness, hindsight, and sense of agency. Frontiers in Psychology, 5, 59746.

後付け的再構成（ポストディクション）

Friston, K., FitzGerald, T., Rigoli, F., Schwartenbeck, P., & Pezzulo, G.（2016）. Active inference and learning. Neuroscience & Biobehavioral Reviews, 68, 862-879.

Hogendoorn, H.（2022）. Perception in real-time: predicting the present, reconstructing the past. Trends in Cognitive Sciences, 26, 128-141.

メタ認知

Frith, C. D.（2021）. The neural basis of consciousness. Psychological Medicine, 51（4）, 550-562.

McCurdy, L. Y., Maniscalco, B., Metcalfe, J., Liu, K. Y., de Lange, F. P. & Lau, H.（2013）. Anatomical coupling between distinct metacognitive systems for memory and visual perception. The Journal of Neuroscience 33, 1897-1906.

人工知能と脳科学の接点——対照学習

Halvagal, M. S., & Zenke, F.（2023）. The combination of Hebbian and predictive plasticity learns invariant object representations in deep sensory networks. Nature Neuroscience, 26, 1906-1915.

Chen, T., Kornblith, S., Norouzi, M., & Hinton, G.（2020）. A simple framework for contrastive learning of visual representations. In International Conference on Machine Learning（pp. 1597-1607）.（Proceedings of Machine Learning Research）

Patriarchi, T., Tian, L., Kennedy, R.T., and Berke, J. D.（2019）. Dissociable dopamine dynamics for learning and motivation. Nature, 570（7759）, 65-70.

†第7章　意識とは何か

意識の科学

Chalmers, D.J.（1996）. The Conscious Mind: In Search of a Fundamental Theory. Oxford, England: Oxford University Press.

意識の神経相関

Rees, G., Kreiman, G., and Koch, C.（2002）. Neural correlates of consciousness in humans. Nature Reviews Neuroscience, 3, 261-270.

Logothetis, N. K.（1998）. Single units and conscious vision. Philosophical Transactions of the Royal Society of London. Series B: Biological Sciences, 353（1377）, 1801-1818.

Lumer, E. D., Friston, K. J., & Rees, G.（1998）. Neural correlates of perceptual rivalry in the human brain. Science, 280（5371）, 1930-1934.

意識の芽生え

Friston, K.（2018）. Am I self-conscious?（Or does self-organization entail self-consciousness?）. Frontiers in Psychology, 9:579. doi: 10.3389/fpsyg.2018.00579

Solms, M., and Friston, K.（2018）. How and why consciousness arises: some considerations from physics and physiology. Journal of Consciousness Studies, 25, 202–238.

ホメオスタシス感情と痛み

Panksepp, J., and Biven, L.（2012）. Ancestral passions. In : The Archaeology of Mind: Neuroevolutionary Origins of Human Emotions（Norton series on interpersonal neurobiology）, WW Norton & Company, 1-46.

Craig, A. D.（2003）. A new view of pain as a homeostatic emotion. Trends in Neurosciences, 26, 303-307.

自己意識――自己主体感・自己所有感・自己存在感

Seth, A. K., Suzuki, K., & Critchley, H. D.（2012）. An interoceptive predictive coding model of conscious presence. Frontiers in Psychology, 2. 395. doi:10. 3389/fpsyg. 2011. 00395

Corcoran, A. W., and Hohwy, J.（2018）. Allostasis, interoception, and the free energy principle: Feeling our way forward. In: Tsakiris, M., and De Preester, H.（Eds.）The Interoceptive Mind: From Homeostasis to Awareness. Oxford University Press, 272-292.

人間行動の基礎理論へ

Friston, K., Rigoli, F., Ognibene, D., Mathys, C., Fitzgerald, T., and Pezzulo, G. (2015). Active inference and epistemic value. Cognitive Neuroscience, 1–28.

Friston, K., FitzGerald, T., Rigoli, F., Schwartenbeck, P., and Pezzulo, G. (2017). Active inference: a process theory. Neural Computation, 29, 1-49.

再び注意と視線移動

Mackworth, N. H., & Morandi, A. J. (1967). The gaze selects informative details within pictures. Perception & Psychophysics, 2, 547-552.

Loftus, G. R., & Mackworth, N. H. (1978). Cognitive determinants of fixation location during picture viewing. Journal of Experimental Psychology: Human Perception and Performance, 4, 565-572.

Itti, L., & Baldi, P. (2009). Bayesian surprise attracts human attention. Vision Research, 49, 1295-1306.

Friston, K. J., Wiese, W., and Hobson, J. A. (2020). Sentience and the origins of consciousness: from Cartesian duality to Markovian monism. Entropy, 22, 516; doi:10.3390/e22050516

Parr, T., & Friston, K. J. (2019). Attention or salience?. Current Opinion in Psychology, 29, 1-5.

予測誤差とドーパミン

Schultz, W., Dayan, P., & Montague, P. R. (1997). A neural substrate of prediction and reward. Science, 275, 1593-1599.

Izuma, K., Saito, D. N., & Sadato, N. (2008). Processing of social and monetary rewards in the human striatum. Neuron, 58, 284-294.

Friston, K., FitzGerald, T., Rigoli, F., Schwartenbeck, P., and Pezzulo, G. (2017). Active inference: a process theory. Neural Computation, 29, 1-49.

好奇心はどこから来るのか

Schmidhuber, J. (2006). Developmental robotics, optimal artificial curiosity, creativity, music, and the fine arts. Connection Science, 18, 173–187.

Friston, K. J., Lin, M., Frith, C. D., Pezzulo, G., Hobson, J. A., and Ondobaka, S. (2017). Active inference, curiosity and insight. Neural Computation, 29, 2633-2683.

Blanchard, T. C., Hayden, B. Y., & Bromberg-Martin, E. S. (2015). Orbitofrontal cortex uses distinct codes for different choice attributes in decisions motivated by curiosity. Neuron, 85, 602-614.

Kidd, C., & Hayden, B. Y. (2015). The psychology and neuroscience of curiosity. Neuron, 88, 449-460.

Mohebi, A., Pettibone, J. R., Hamid, A. A., Wong, J. M. T., Vinson, L. T.,

differently distributed neural systems. Proceedings of the National Academy of Sciences, 90, 4957-4960.
Kemmerer, D. and Gonzalez-Castillo, J.（2010）. The Two-Level Theory of verb meaning: An approach to integrating the semantics of action with the mirror neuron system. Brain and Language, 112, 54-76.
乾敏郎（2003）「構文処理の脳内メカニズム」『神経研究の進歩』47, 717-724.
乾敏郎（2004）「コミュニケーション基礎過程としての動作理解、模倣および予測の神経回路」『脳と神経』56 , 121-132.

目的語の理解

乾敏郎（2010）「言語獲得と理解の脳内メカニズム」『動物心理学研究』60, 59-72.
乾敏郎（2014）「言語理解を可能にする左半球ネットワーク」『神経心理学』30, 284-295.

文の意味理解

Dominey, P. F., Inui, T., and Hoen, M.（2009）Neural network processing of natural language: Ⅱ. Towards a unified model of corticostriatal function in learning sentence comprehension and non-linguistic sequencing. Brain and Language, 109, 80-92.
Dominey, P. F., and Inui, T.（2009）Cortico-striatal function in sentence comprehension: Insights from neurophysiology and modeling. Cortex, 45, 1012-1018.

チョムスキーの生成文法

Chomsky, N.（1995）. The Minimalist Program. MIT Press, Cambridge, MA. 外池滋生・大石正幸（訳）（1998）『ミニマリスト・プログラム』翔泳社.
Friederici, A. D., Chomsky, N., Berwick, R. C., Moro, A., & Bolhuis, J. J.（2017）. Language, mind and brain. Nature Human Behaviour, 1, 713-722.

予測しながら会話する

乾敏郎（1998）「運動系列予測学習仮説」『神経心理学』14, 144-149.
乾敏郎（2004）「コミュニケーション基礎過程としての動作理解、模倣および予測の神経回路」『脳と神経』56 , 121-132.

モチベーション（動機づけ）とは何か

Maslow, A. H.（1943）. A theory of human motivation. Psychological Review, 50, 370–396.

†コラム3　海馬の機能

津田一郎（2008）「エピソード記憶――海馬のカオスモデル」『応用数理』18, 3, 2-19.

†第6章　高次脳機能

モノがわかるとは何か

Tanaka, K., Saito, H. A., Fukada, Y., & Moriya, M. (1991). Coding visual images of objects in the inferotemporal cortex of the macaque monkey. Journal of Neurophysiology, 66, 170-189.

Grill-Spector, K., & Weiner, K. S. (2014). The functional architecture of the ventral temporal cortex and its role in categorization. Nature Reviews Neuroscience, 15, 536-548.

動的概念の獲得から言語獲得へ

Mandler, J. M. (1992). How to build a baby: II. Conceptual primitives. Psychological Review, 99, 587-604.

Thom, R. (1977). Stabilite' Structurelle et Morphoge'ne'se, Paris: Inter Editions. 彌永昌吉・宇敷重広（訳）（1980）『構造安定性と形態形成』岩波書店，347-392.

乾敏郎（2010）「言語獲得と理解の脳内メカニズム」『動物心理学研究』60, 59-72.

乾敏郎（2013).『脳科学からみる子どもの心の育ち――認知発達のルーツをさぐる』ミネルヴァ書房.

意図の理解

Kilner, J. M. (2011). More than one pathway to action understanding. Trends in Cognitive Sciences, 15, 352-357.

言語の基礎とブローカ失語

Friederici, A. D., Chomsky, N., Berwick, R. C., Moro, A., & Bolhuis, J. J. (2017). Language, mind and brain. Nature Human Behaviour, 1, 713-722.

Inui, T., Ogawa, K., and Ohba, M. (2007). Role of left inferior frontal gyrus in the processing of particles in Japanese. Neuroreport, 18, 431-434.

Nagai, C., Inui, T., and Iwata, M. (2010). Role of Broca's subregions in syntactic processing: a comparative study of Japanese patients with lesions in the pars triangularis and opercularis. European Neurology, 63, 79-86.

名詞と動詞の理解

Damasio, A. R., & Tranel, D. (1993). Nouns and verbs are retrieved with

睡眠は記憶の強化と要約を行う

Maquet, P., Laureys, S., Peigneux, P., Fuchs, S., Petiau, C., et al.（2000）Experience-dependent changes in cerebral activation during human REM sleep. Nature Neuroscience, 3, 831-836.

Tononi, G., and Cirelli, C.（2003）. Sleep and synaptic homeostasis: a hypothesis. Brain Research Bulletin, 62, 143–150.

概念細胞の発見

Quian Quiroga, R.（2012）. Concept cells: the building blocks of declarative memory functions. Nature Reviews Neuroscience, 13, 587-597.

Quian Quiroga, R.（2023）. An integrative view of human hippocampal function: Differences with other species and capacity considerations. Hippocampus, 33, 616-634.

場所細胞の発見

O'Keefe, J., & Dostrovsky, J.（1971）. The hippocampus as a spatial map: preliminary evidence from unit activity in the freely-moving rat. Brain Research, 34, 171–175.

Dragoi, G., & Tonegawa, S.（2011）. Preplay of future place cell sequences by hippocampal cellular assemblies. Nature, 469, 397-401.

運動予測——ボールを見てバットを振る

Ogawa, K., Inui, T., and Sugio, T.（2006）. Separating brain regions involved in internally guided and visual feedback control of moving effectors: an event-related fMRI study. Neuroimage, 32, 1760-1770.

Ogawa, K., Inui, T., and Sugio, T.（2007）. Neural correlates of state estimation in visually guided movements: an event-related fMRI study. Cortex, 43, 289-300.

Ogawa, K., and Inui, T.（2007）. Lateralization of the posterior parietal cortex for internal monitoring of self-versus externally generated movements. Journal of Cognitive Neuroscience, 19, 1827-1835.

メンタルシミュレーションの仕組み

Schubotz, R. I.（2007）. Prediction of external events with our motor system: towards a new framework. Trends in cognitive sciences, 11, 211-218.

Inui, T. and Ashizawa, M.（2011）. Temporo-parietal network model for 3D mental rotation. Wang, R. and Gu, F.（Eds.）Advances in Cognitive Neurodynamics, Springer, 91-95.

Sasaoka, T., Mizuhara, H., & Inui, T.（2014）. Dynamic parieto-premotor network for mental image transformation revealed by simultaneous EEG and fMRI measurement. Journal of Cognitive Neuroscience, 26, 232-246.

†第５章　記憶と認知

記憶研究の夜明け

James, W.（1891）. The Principles of Psychology, Macmillan. 以下に抄訳がある．今田恵（1939）『心理学』 岩波書店.

Spiller, G.（1902）. The Mind of Man: A textbook of psychology. Sonnenschein & Co.

Penfield, W.（1975）The Mystery of the Mind. Princeton University Press. 塚田祐三・山河宏（訳）（1987）『脳と心の正体』法政大学出版会.

海馬損傷の患者

Scoville, W. B., & Milner, B.（1957）. Loss of recent memory after bilateral hippocampal lesions. Journal of Neurology, Neurosurgery, and Psychiatry, 20, 11.

Science Legend Dr. Brenda Milner, Genetic Engineering & Biotechnology News, April 14, 2015（Vol. 35, No. 8）.

エピソード記憶は多感覚である

Kosslyn, S. M., Thompson, W. L., Kim, I. J., and Alpert, N. M.（1995）. Topographical representations of mental images in primary visual cortex. Nature, 378, 496-498.

海馬の役割

Marr, D.（1970）. A theory for cerebral neocortex. Proceedings of the Royal Society of London. Series B, Biological Sciences, 176, 161-234.

Marr, D.（1971）. Simple memory: a theory for archicortex. Philosophical Transactions of the Royal Society of London B: Biological Sciences, 262:23–81.

二つの発見――エピソードの予測と時系列化

Downes, J. J., Mayes, A. R., MacDonald, C., & Hunkin, N. M.（2002）. Temporal order memory in patients with Korsakoff's syndrome and medial temporal amnesia. Neuropsychologia, 40, 853-861.

Maguire, E. A., & Mullally, S. L.（2013）. The hippocampus: a manifesto for change. Journal of Experimental Psychology: General, 142, 1180.

記憶を再構成する

Barry, D. N., and Maguire, E. A.（2019）. Remote memory and the hippocampus: A constructive critique. Trends in Cognitive Sciences, 23, 128-142.

動機づけのメカニズム
乾敏郎・小川健二（2010）「認知発達の神経基盤——生後８ヶ月まで」『心理学評論』52, 576-608.

滑らかな運動を司る小脳
Marr, D.（1969）. A theory of cerebellar cortex. The Journal of Physiology, 202, 437-470.
Kawato, M., & Gomi, H.（1992）. A computational model of four regions of the cerebellum based on feedback-error learning. Biological cybernetics, 68, 95-103.
Bailey, A., Luthert, P., Dean, A., harding, B., Janota, I., Montgomery, M., Rutter, M., and Lantos, P.（1998）. A clinicopathlogical study of autism. Brain, 121, 889-905.
Wilson, M., and Wilson, T. P.（2005）. An oscillator model of the timing of turn-taking. Psychonomic Bulletin and Review, 12, 957-968.

知識を書き換える赤ちゃん
乾敏郎（2018）「脳・身体からみる子どもの心——認知発達の原理から考える」『発達』ミネルヴァ書房，155, 2-8.
Hiraki, K.（2006）. Detecting contingency: A key to understanding development of self and social cognition. Japanese Psychological Research, 48, 204-212.

GABAの役割と神経発達症（発達障害）との関係
Inui, T., Kumagaya, S and Myowa-Yamakoshi, M.（2017）. Neurodevelopmental hypothesis about the etiology of autism spectrum disorders. Frontiers in Human Neuroscience, 11:354. doi: 10.3389/fnhum.2017.00354
乾敏郎（2015）「発生・発達する神経ネットワークと発達障害の機序」『脳の発達科学』新曜社，276-290.
Hensch, T. K.（2005）. Critical period mechanisms in developing visual cortex. Current Topics in Developmental Biology, 69, 215-237.
Hensch, T. K.（2005）. Critical period plasticity in local cortical circuits. Nature Reviews Neuroscience, 6, 877-888.

†コラム２　ヘブの洞察力

Keysers, C., & Gazzola, V.（2014）. Hebbian learning and predictive mirror neurons for actions, sensations and emotions. Philosophical Transactions of the Royal Society B: Biological Sciences, 369（1644）, 20130175.

乾敏郎・小川健二（2010）「認知発達の神経基盤――生後８ヶ月まで」『心理学評論』52, 576-608.
Butterworth, G., and Hopkins, B.（1988）. Hand-mouth coordination in the new-born baby. British Journal of Developmental Psychology, 6, 303-314.
van der Meer, A. L. H., van der Weel, F. R., and Lee, D. N.（1995）The functional significance of arm movements in neonates. Science, 267, 693-695.
van der Meer, A. L.（1997）. Keeping the arm in the limelight; advanced visual control of arm movements in neonates. European Journal of Paediatric Neurology, 4, 103-108.
Morgan, R., and Rochat, P.（1997）. Intermodal calibration of the body in early infancy. Ecological Psychology, 9, 1, 1-23.
Nyström, P.（2008）. The infant mirror neuron system studied with high density EEG. Social Neuroscience, 3, 334-347.
Kilner, J. M., Friston, K. J., and Frith, C. D.（2007）. The mirror-neuron system: a Bayesian perspective. Neuroreport, 18, 619-623.
Heyes, C., and Catmur, C.（2022）. What happened to mirror neurons?. Perspectives on Psychological Science, 17（1）, 153-168.
Friston, K., Mattout, J., and Kilner, J.（2011）. Action understanding and active inference. Biological Cybertics, 104, 137-160.
Ogawa, K., and Inui, T.（2011）. Neural representation of observed actions in the parietal and premotor cortex. Neuroimage, 56, 728-735.
乾敏郎（2011）「言語ができるまで」Brain Medical, 23, 63-70.
Takemura, N., Inui, T., and Fukui, T（2018）A neural network model for development of reaching and pointing based on the interaction of forward and inverse transformations. Developmental Science, doi: 10.1111/desc.12565.

発達の原理

Kuniyoshi, Y.（2019）. Fusing autonomy and sociality via embodied emergence and development of behaviour and cognition from fetal period. Philosophical Transactions of the Royal Society B, 374（1771）, 20180031.
Kuniyoshi, Y., and Sangawa, S.（2006）. Early motor development from partially ordered neural-body dynamics: ezperiments with cortico-spinal-musculo-skeletal model. Biological Cybernetics, 95, 589-605.
Asada, M., Hosoda, K., Kuniyoshi, Y., Ishiguro, H., Inui, T., Yoshikawa, Y., et al.（2009）. Cognitive developmental robotics: a survey. IEEE Trans. Auton. Ment. Dev. 1, 12–34. doi:10.1109/TAMD.2009.2021702
乾敏郎（2011）「神経系の発達――胎児の運動発達と顔バイアスの獲得過程」『心理学評論』54, 123-137.

A Neuropsychological Theory, New York: Wiley and Sons.
Waddington, C. H. (1975). The Evolution of an Evolutionist. Ithaca, NY: Cornell University Press.
Wiesel, T. N., & Hubel, D. H. (1963). Single-cell responses in striate cortex of kittens deprived of vision in one eye. Journal of Neurophysiology, 26, 1003-1017.

人間の視覚野の臨界期

Awaya, S., & Miyake, S. (1988). Form vision deprivation amblyopia: Further observations. Graefe's Archive for Clinical and Experimental Ophthalmology, 226, 132-136.
粟屋忍 (1987). 形態覚遮断弱視. 日本眼科学会雑誌, 91, 519-544.
Johnson JS, Newport EL. (1991). Critical period effects on universal properties of language: The status of subjacency in the acquisition of a second language. Cognition, 39, 215–258.
Hartshorne, J. K., Tenenbaum, J. B., & Pinker, S. (2018). A critical period for second language acquisition: Evidence from 2/3 million English speakers. Cognition, 177, 263-277.
乾敏郎・山下博志・吉田千里 (訳)『脳の学習力——子育てと教育へのアドバイス』岩波書店, 2006, 2012 岩波現代文庫で復刊. Blakemore, S, J., Frith, U. (2005) The Learning Brain : Lessons for Education, Blackwell Publishers.
Huttenlocher, P.R., and C. de Courten (1987) The development of synapses in striate cortex of man. Human Neurobiology, 6, 1–9.

ヘブ則からBCM理論へ

Bienenstock, E. L., Cooper, L. N., & Munro, P. W. (1982). Theory for the development of neuron selectivity: orientation specificity and binocular interaction in visual cortex. Journal of Neuroscience, 2, 32–48.

赤ちゃんの手腕運動

Kurjak, A., Azumendi, G., Veček, N., Kupešic, S., Solak, M., Varga, D., and Chervenak, F. (2003) Fetal hand movements and facial expression in normal pregnancy studied by four-dimensional sonography. Journal of Perinatal Medicine, 31, 496-508.
Zoia, S., Blason, L., D'Ottavio, G., Bulgheroni, M., Pezzetta, E., Scabar, A., and Castiello, U. (2007) Evidence of early development of action planning in the human foetus: a kinematic study. Experimental Brain Research, 176, 217-226.
乾敏郎 (2011)「神経系の発達——胎児の運動発達と顔バイアスの獲得過程」『心理学評論』54, 123-137.

BRAIN and NERVE, 75, 1239-1243.

内受容予測符号化

Barrett, L.F. and Simmons, W.K.（2015）. Interoceptive predictions in the brain. Nature Revews Neuroscience, 16, 419–429.
Barrett, L.F. et al.（2016）. An active inference theory of allostasis and interoception in depression. Philos. Trans. R. Soc. Lond. B Biol. Sci. 371, 20160011.
乾敏郎（2018）『感情とはそもそも何なのか——現代科学で読み解く感情のしくみと障害』ミネルヴァ書房.

内臓感覚皮質の構造と感情

Dobrushina, O. R., Arina, G. A., Dobrynina, L. A., Novikova, E. S., Gubanova, M. V., Belopasova, A. V., Vorobeva, V. P., Suslina, A. D., Pechenkova, E. V., Perepelkina, O. S., Kremneva, E. I., and Krotenkova, M. V.（2021）. Sensory integration in interoception: Interplay between top-down and bottom-up processing. Cortex, 144, 185-197.
Seth, A. K.（2013）. Interoceptive inference, emotion, and the embodied self. Trends in Cognitive Sciences, 17, 565-573.
Joffily, M., and Coricelli, G.（2013）. Emotional valence and the free-energy principle. PLOS Computational Biology, 9, e1003094.

内受容感覚と自閉症

Wiebking, C., Duncan,W., Tiret, B., Hayes, D. J., Marjańska, M., Doyon, J., Bajbouj, M., and Northoff, G.（2014）. GABA in the insula - a predictor of the neural response to interoceptive awareness. Neuroimage, 86, 10-18.
Tan, Y., Wei, D., Zhang, M., Yang, J., Jelinčić, V., & Qiu, J.（2018）. The role of mid-insula in the relationship between cardiac interoceptive attention and anxiety: evidence from an fMRI study. Scientific Reports, 8, 17280.
乾敏郎（2018）『感情とはそもそも何なのか——現代科学で読み解く感情のしくみと障害』ミネルヴァ書房.

感情の発達

Lewis, M.（2010）. The emergence of human emotions. Handbook of Emotions, 2nd ed. New York: Guilford Press, 265-280.

†第４章　発達する脳

発達・学習研究の夜明け

ヘブ『行動の機構——脳メカニズムから心理学へ』（上）（下）（岩波文庫），鹿取廣人他訳，2011. Hebb, D. O.（1949）The Organization of Behavior:

視覚と運動を統合するミラーニューロン

Di Pellegrino, G., Fadiga, L., Fogassi, L., Gallese, V., and Rizzolatti, G. (1992). Understading motor events: a neurophysioligical study. Experimental Brain Reseach, 91, 176-180.

Rizzolatti, G., and Craighero, L. (2004). The mirror-neuron system. Annual Review of Neuroscience, 27, 169-192.

Friston, K., Mattout, J., and Kilner, J. (2011). Action understanding and active inference. Biological Cybertics, 104, 137-160.

Schippers, M. B., Roebroeck, A., Renken, R., Nanetti, L., and Keysers, C. (2010). Mapping the information flow from one brain to another during gestural communication. Proceedings of the National Academy of Sciences of the United States of America, 107, 9388-9393.

†コラム1　感覚統合

Bülthoff, H. H. (1996). Bayesian decision theory and psychophysics. In Knill, D. C., & Richards, W. (Eds.) Perception as Bayesian inference. Cambridge University Press.

†第3章　感情と認知

感情に関する脳研究の夜明け

乾敏郎 (2018)『感情とはそもそも何なのか——現代科学で読み解く感情のしくみと障害』ミネルヴァ書房.

感情はどのように決定されるのか

Schachter, S., & Singer, J. (1962). Cognitive, social, and physiological determinants of emotional state. Psychological review, 69, 379-399.

内臓状態の知覚と運動

乾敏郎・門脇加江子 (2023)『脳科学はウェルビーイングをどう語るか?——最新科学が明かすふれあいとコミュニケーションの力』ミネルヴァ書房.

乾敏郎 (2018)『感情とはそもそも何なのか——現代科学で読み解く感情のしくみと障害』ミネルヴァ書房.

ホメオスタシスとアロスタシス

Sterling, P. (2012). Allostasis: a model of predictive regulation. Physiology & Behavior, 106, 5-15.

乾敏郎 (2023)「アロスタシス機構の設計原理——自由エネルギー原理」

cortex. Brain Structure and Function, 221, 879-890.
Zaragoza-Jimenez, N., Niehaus, H., Thome, I., Vogelbacher, C., Ende, G., et al. (2023). Modeling face recognition in the predictive coding framework: A combined computational modeling and functional imaging study. Cortex, 168, 203-225.
Koshiyama, D., Kirihara, K., Tada, M., Nagai, T., Fujioka, M., et al. (2020). Reduced auditory mismatch negativity reflects impaired deviance detection in schizophrenia. Schizophrenia Bulletin, 46, 937-946.
Friston, K. (2008). Hierarchical models in the brain. PLoS Computational Biology, 4, doi: 10.1371/journal.pcbi.1000211

運動制御

Robinson, D. A. (1973). Models of the saccadic eye movement control system. Kybernetik, 14, 71-83.
Friston, K. J., Daunizeau, J., Kilner, J., and Kiebel, S. J. (2010). Action and behavior: a free-energy formulation. Biological Cybernetics, 102, 227-260.
Adams, R. A., Shipp, S., and Friston, K. J. (2013). Predictions not commands: active inference in the motor system. Brain Structure and Function, 218, 611-643.
Meo, C., & Lanillos, P. (2021). Multimodal VAE active inference controller. In 2021 IEEE/RSJ International Conference on Intelligent Robots and Systems (IROS) (pp. 2693-2699). IEEE.

注意機能とニューロン反応の同期

Gray CM and Singer W (1989). Stimulus-specific neuronal oscillations in orientation columns of cat visual cortex. Proc Natl Acad Sci USA, 86 : 1698-1702.
Fries, P., Womelsdorf, T., Oostenveld, R., & Desimone, R. (2008). The effects of visual stimulation and selective visual attention on rhythmic neuronal synchronization in macaque area V4. Journal of Neuroscience, 28, 4823-4835.
Friston, K. (2023). Computational psychiatry: from synapses to sentience. Molecular Psychiatry, 28, 256-268.
乾敏郎（2024）「知覚と運動を繋ぐ自由エネルギー原理——神経心理学の視点から」『神経心理学』40, 64-72.
乾敏郎（2024）「自由エネルギー原理に基づく選択的注意の微細神経回路モデル」『脳神経内科』101, 297-302.
TenHouten, W., Schussel, L., Gritsch, M. F., & Kaplan, C. D. (2023). Hyperscanning and the future of neurosociology. Sociological Methodology, 53, 139-157.

10, 411-419.

知覚とは何か

Marr, D. (1982) Vision : A Computational Investigation into the Human Representation and Processing of visual information. New York, NY: W. H. Freeman & Company. 乾敏郎, 安藤広志（訳）(1987)『ビジョン——視覚の計算理論と脳内表現』産業図書.
乾敏郎 (2018) ヘルムホルツ小史『感情とはそもそも何なのか——現代科学で読み解く感情のしくみと障害』ミネルヴァ書房.
乾敏郎 (2024) デビッド・マー. サトウタツヤ他（編）『人物で読む心理学事典』朝倉書店.

脳内の階層的処理によって生まれる知覚

Van Essen, D. C., Felleman, D. J., DeYoe, E. A., Olavarria, J., and Knierim, J. (1990). Modular and Hierarchical organization of extrastriate visual cortex in the macaque monkey. Cold Spring Harbour Symposia Quantitative Biology, 55, 679-696.

推論の基本——ベイズ推論

Parr, T., Pezzulo, G., and Friston, K. J. (2022). Active Inference: the Free Energy Principle in Mind, Brain, and Behavior. Cambridge, MA: MIT Press. 乾敏郎（訳）(2022)『能動的推論——心、脳、行動の自由エネルギー原理』ミネルヴァ書房.

脳の推論メカニズムを探る

川人光男・乾敏郎 (1990)「視覚大脳皮質の計算理論」『電子情報通信学会論文誌』J73-D-II.
Kawato, M., Hayakawa, H., and Inui, T. (1993). A forward-inverse optics model of reciprocal connections between visual cortical areas. Network, 4, 415-422.

フリストンの自由エネルギー原理

Raviv, S. (2018). The genius neuroscientist who might hold the key to true AI. Wired Magazine.

予測誤差最小化を実証する

Murray, S. O., Kersten, D., Olshausen, B. A., Schrater, P., & Woods, D. L. (2002). Shape perception reduces activity in human primary visual cortex. Proceedings of the National Academy of Sciences, 99, 15164-15169.
Schellekens, W., Van Wezel, R. J., Petridou, N., Ramsey, N. F., & Raemaekers, M. (2016). Predictive coding for motion stimuli in human early visual

Neisser, U.（1976）. Cognition and Reality: Principles and implications of cognitive psychology. San Francisco: W. H. Freeman. 古崎敬・村瀬旻（訳）（1978）『認知の構図——人間は現実をどのようにとらえるか』サイエンス社.
乾敏郎（2004）「コミュニケーション基礎過程としての動作理解、模倣および予測の神経回路」『脳と神経』56 , 121-132.

シュレーディンガーの仮説

Schrodinger, E.（1944）. What is life? The physical aspect of the living cell. Cambridge University Press. 岡小天・鎮目恭夫（訳）（2008）『生命とは何か——物理的にみた生細胞』岩波書店.
Friston, K., Kilner, J., and Harrison, L.（2006）. A free energy principle for the brain. Journal of Physiology - Paris, 100, 70-87.
Friston, K.（2010）. The free-energy principle: a unified brain theory? Nature Reviews Neuroscience, 11, 127-138.
乾敏郎・阪口豊（2020）『脳の大統一理論——自由エネルギー原理とはなにか』岩波科学ライブラリー 299, 岩波書店.
Watson, J.（2012）. The Double Helix. Hachette UK. 江上不二夫, 中村桂子（訳）（2012）『二重らせん』ブルーバックス, 講談社.
Crick, F.（2008）. What Mad Pursuit. Basic Books. 中村桂子（訳）（1989）『熱き探究の日々——DNA二重らせん発見者の記録』TBSブリタニカ.

†第2章　五感で世界を捉え、世界に働きかける

知覚・運動機能に関する脳研究の夜明け

Inouye T.（2000）. Visual disturbances following gunshot wounds of the cortical visual area. Based on observations of the wounded in the recent Japanese Wars: 1900, 1904-1905. Translation. Glickstein M, Fahle M, of Die Sehstörung bei Schussverletzungen der kortikalen Sehsphäre, 1909. Brain 2000: 123（suppl）.
Lindegger, D. J., and Pless, M.（2019）. The discovery of visual field representation in the brain. Journal of Ophthalmological Science, 1, 6-12.
Foerster, O.（1929）. Beitrage zur Pathophysiologie der Sehbahn und der Sehsphare. Journal of Psychological Neurology, Lpz., 39, 463.

ホムンクルスの発見

Penfield, W., & Boldrey, E.（1937）. Somatic motor and sensory representation in the cerebral cortex of man as studied by electrical stimulation. Brain, 60, 389-443.
Desmurget, M., and Sirigu, A.（2009）. A parietal-premotor network for movement intention and motor awareness. Trends in Cognitive Science, 13,

参考文献

†第1章　脳の本質に向けて

脳科学の祖ヘルムホルツ

von Helmholtz, H. (1866). "Concerning the perceptions in general." Treatise on Physiological Optics. Translated by J. P. C. Southall. New York, Dover. 大村敏輔（訳・注・解説）(1996)『ヘルムホルツの思想——認知心理学の源流』ブレーン出版. ※この書物の中に「知覚一般について」として翻訳されている。

Pouget, A., Deneve, S., and Duhamel, J. R. (2002). A computational perspective on the neural basis of multisensory spatial representations. Neuroscience, 3, 741-747.

幸運な出会いから科学の爆発へ

Wiener, N. (1961). Cybernetics: Or, Control and Communication in the Animal and the Machine. New York: M.I.T. Press. doi:10.5840/newscholas195024469. 池原止戈夫・彌永昌吉・室賀三郎・戸田巌（訳）(1962)『サイバネティックス——動物と機械における制御と通信』岩波書店.

悪魔的天才と呼ばれたフォン・ノイマン

Neumann, J. Von and Morgenstern, O. (1944). Theory of Games and Economic Behavior, Princeton, NJ, Princeton Economic Press. 阿部修一・橋本和美（訳）(2009)『ゲームの理論と経済行動』ちくま学芸文庫.

Friston, K., Schwartenbeck, P., FitzGerald, T., Moutoussis, M., Behrens, T., & Dolan, R. J. (2014). The anatomy of choice: dopamine and decision-making. Philosophical Transactions of the Royal Society B: Biological Sciences, 369 (1655), 20130481.

シャノンの情報理論

Shannon, C. E. and Weaver, W. (2001). The Mathematical Theory of Communication. Board of Trustees of the University Press. 植松友彦（訳）(2009)『通信の数学的理論』ちくま学芸文庫.

人間の能動性と心の発達

Bertalanffy, L. V. (1967). Robots, Men, and Minds. George Braziller, New York. 長野敬（訳）(1971)『人間とロボット——現代世界での心理学』みすず書房.

索　引

索　引

＊専門用語の意味は、下記の頁を参照してください
初出箇所あるいは解説箇所など、重要な頁を記載しています

乾 敏郎（いぬい・としお）

大阪大学大学院基礎工学研究科修士課程修了．京都大学文学博士．京都大学大学院文学研究科教授，情報学研究科教授を経て，現在，京都大学名誉教授．日本認知科学会フェロー，日本神経心理学会名誉会員，日本認知心理学会名誉会員，日本高次脳機能学会特別会員．専門は認知神経科学，認知科学，計算論的神経科学，発達神経科学．
著書『イメージ脳』（岩波科学ライブラリー）
『脳科学からみる子どもの心の育ち』（ミネルヴァ書房）
『感情とはそもそも何なのか』（ミネルヴァ書房）
『脳の大統一理論』（岩波科学ライブラリー）
『自由エネルギー原理入門』（岩波書店，共著）など

門脇加江子（かどわき・かえこ）

立命館大学文学部で実験心理学を学び，追手門学院大学大学院心理学研究科で臨床心理学を修める．現在，スクールカウンセラー．臨床心理士，公認心理師，保健師，看護師．脳と身体の関係を焦点に，児童や成人のカウンセリングに従事．専門は臨床発達心理学，メンタルヘルス．

共著『脳科学はウェルビーイングをどう語るか？』（ミネルヴァ書房）

脳《のう》の本質《ほんしつ》
中公新書 2833

2024年11月25日発行

著 者 乾 敏郎
門脇加江子
発行者 安部順一

本文印刷 暁印刷
カバー印刷 大熊整美堂
製 本 小泉製本

発行所 中央公論新社
〒100-8152
東京都千代田区大手町1-7-1
電話 販売 03-5299-1730
編集 03-5299-1830
URL https://www.chuko.co.jp/

Published by CHUOKORON-SHINSHA, INC.
Printed in Japan ISBN978-4-12-102833-4 C1211

中公新書

心理・精神医学

c1

- 481 無意識の構造（改版） 河合隼雄
- 557 対象喪失 小此木啓吾
- 2061 認知症 池田学
- 2521 老いと記憶 増本康平
- 515 少年期の心 山中康裕
- 1324 サブリミナル・マインド 下條信輔
- 2460 脳の意識 機械の意識 渡辺正峰
- 2603 性格とは何か 小塩真司
- 2202 言語の社会心理学 岡本真一郎
- 666 犯罪心理学入門 福島章
- 565 死刑囚の記録 加賀乙彦
- 1169 色彩心理学入門 大山正
- 318 知的好奇心 波多野誼余夫 稲垣佳世子
- 599 無気力の心理学（改版） 波多野誼余夫 稲垣佳世子
- 2680 モチベーションの心理学 鹿毛雅治
- 2692 後悔を活かす心理学 上市秀雄
- 907 人はいかに学ぶか 稲垣佳世子 波多野誼余夫
- 2238 人はなぜ集団になると怠けるのか 釘原直樹
- 1345 考えることの科学 市川伸一
- 757 問題解決の心理学 安西祐一郎
- 2386 悪意の心理学 岡本真一郎
- 2772 恐怖の正体 春日武彦
- 2833 脳の本質 乾敏郎 門脇加江子